歯冠修復技工

歯科技工学実習トレーニング

関西北陸地区歯科技工士学校連絡協議会　編

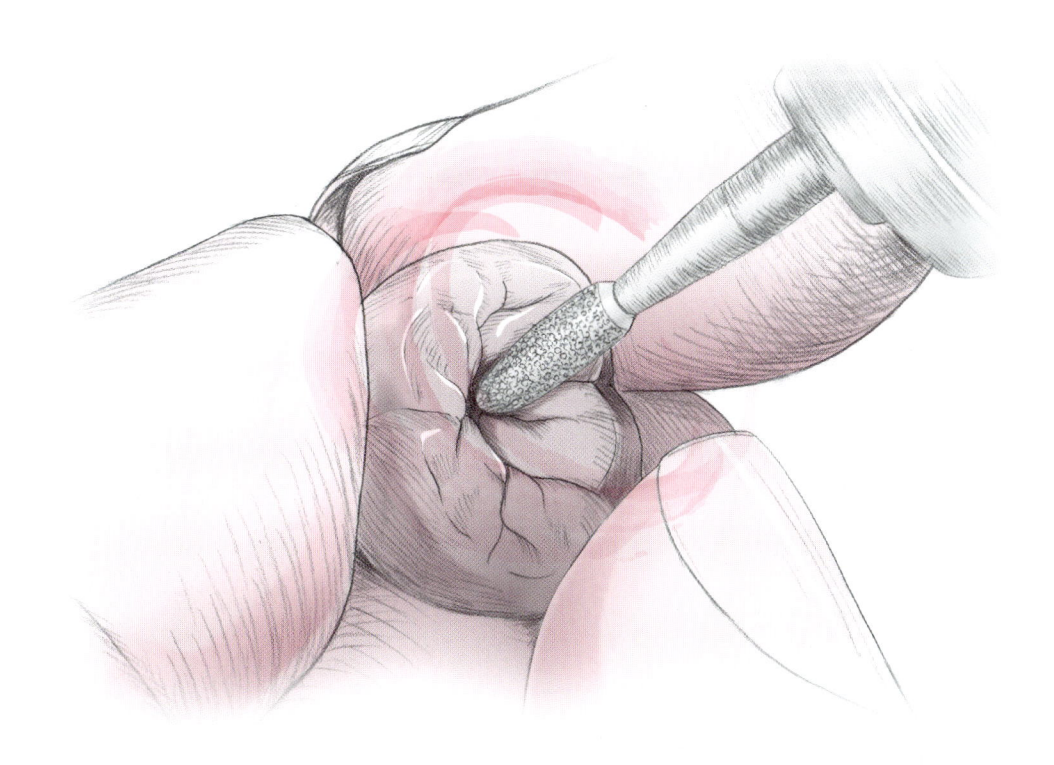

医歯薬出版株式会社

関西北陸地区歯科技工士学校連絡協議会

京都歯科医療技術専門学校
大阪大学歯学部附属歯科技工士学校
大阪歯科大学医療保健学部口腔工学科
新大阪歯科技工士専門学校
東洋医療専門学校
日本歯科学院専門学校
富山歯科総合学院

科目担当編集委員（2024年1月現在，五十音順）

首藤崇裕（主担）
大島将司
小野大介
佐々木雅義
前田　農
山本高徳

This book is originally published in Japanese
under the title of:

SHIKANSHUFUKUGIKO
SHIKAGIKOGAKU JISSHU TORENINGU
（Training of Dental Technology
—Dental Technology for Fixed Dentures and Restorations）

Editor:

KANSAI-HOKURIKUCHIKU SHIKAGIKOSHIGAKKO
RENRAKU-KYOGIKAI

© 2011 1st ed.
ISHIYAKU PUBLISHERS, INC.
 7-10, Honkomagome 1 chome, Bunkyo-ku,
 Tokyo 113-8612, Japan

発刊の序

　1978年に関西地区歯科技工士学校連絡協議会で『歯科技工学実習帳　歯冠修復技工学』を発刊して以来,「実習帳」は幾度かの改訂を経て第3版15刷まで増訂されてきた．その一方で，学生のバイブル的役割を担っている歯科技工士教本が2007年に新歯科技工士教本へ刷新され，教育内容の整合性をはかるために「実習帳」も見直しの必要性に迫られた．編集委員会でも早急に準備を整えて見直しをはかろうとの意見が挙がったが，数年間は旧教本を使用している学年もあることから，全国的に新教本に切り替わった段階で見直しを行うことで一致した．このような経緯を経て，このたび装いも新たに『歯冠修復技工　歯科技工学実習トレーニング』として発刊する運びとなった．

　本書の編集にあたっては，これまでの「実習帳」において先輩諸氏がご尽力された内容に基本的には沿いながらも現在の教育内容との整合性をはかり，これまでにご指摘いただいた箇所については修正ならびに追記を行うように留意した．特に，説明が煩雑で学生がわかりづらかった部分については大幅な修正を行った．また，各養成機関によって指導法や使用する材料が異なることに配慮して，使用材料や指示事項などについてはできる限り記載欄を設け，その他実習のなかで気づいた点なども学生自身が適宜記入できるよう極力スペースに余裕のあるレイアウトを心がけた．

　大いに活用していただくと同時に，今後も学生諸君に役立つものとしていくためにも，お気づきの点などがあったらご批判などを賜りたい．

平成23年3月

関西北陸地区歯科技工士学校連絡協議会
科目担当編集委員　木下　浩志（主担）
　　　　　　　　　上原　美穂，小野　大介
　　　　　　　　　林　　克哉，藤田　　暁
　　　　　　　　　前田　　農，宮崎　照朗
　　　　　　　　　山本　高徳，吉田　輝男

歯冠修復技工
歯科技工学実習トレーニング

CONTENTS

I 全部金属冠

1. 一次石膏注入……2
2. 対合歯列模型の製作……2
3. ダウエルピンの植立……3
4. 回転防止溝および維持溝の付与……5
5. ボクシング製作……5
6. 二次石膏注入……6
7. 歯型の分割およびトリミング……8
8. 咬合器装着……10
9. ワックスアップ……12
10. スプルー線の植立……16
11. 埋没，鋳造……17
12. 歯型への試適……19
13. 隣接面接触点および咬合の調整……19
14. 研　磨……20
15. 試　適……20

II インレー

1. 一次石膏注入……22
2. 対合歯列模型の製作……22
3. ダウエルピンの植立……22
4. 回転防止溝および維持溝の付与……23
5. ボクシング製作……23
6. 二次石膏注入……23
7. 歯型の分割およびトリミング……24
8. 咬合器装着……25
9. ワックスアップ……26
10. スプルー線の植立……27
11. 埋没，鋳造……27
12. 歯型への試適……28
13. 隣接面接触点および咬合の調整……28
14. 研　磨……29
15. 試　適……29

III 前装冠

a レジン前装冠……31
1. 作業用模型の製作……32
2. 咬合器装着……32
3. ワックスアップ……32
4. 窓開け……32
5. 維持装置の付与……34
6. 埋没，鋳造……34
7. 隣接面接触点および咬合の調整……34
8. 金属の研磨……35
9. 硬質レジンの築盛と重合……36
10. 形態調整……38
11. 研　磨……39

12 試　適……39

b 陶材焼付金属冠 ……………43
1 作業用模型の製作……44
2 咬合器装着……44
3 ワックスアップ……44
4 窓開け……44
5 スプルー線の植立，ベントの付与……47
6 埋没，鋳造……48
7 陶材焼付面の修正……50
8 ディギャッシング……50
9 オペーク色陶材の築盛・焼成……51
10 歯冠色陶材の築盛……52
11 歯冠色陶材の焼成……54
12 追加築盛・焼成……54
13 形態調整……55
14 つや焼き……55
15 仕上げ研磨……55

Ⅳ ブリッジ

a 臼歯部固定性ブリッジ ……………57
（レジン前装ポンティック）
1 研究用模型の試適……58
2 プロビジョナルレストレーションの製作……58

3 一次石膏注入……59
4 対合歯列模型の製作……60
5 ダウエルピンの植立……60
6 回転防止溝および維持溝の付与……60
7 二次石膏注入……60
8 歯型の分割およびトリミング……61
9 咬合器装着……61
10 ワックスアップ……62
11 スプルー線の植立……66
12 埋没，鋳造……66
13 歯列模型，歯型への試適……67
14 隣接面接触点および咬合の調整……67
15 研　磨……67
16 レジン前装……67
17 試　適……67
○ ろう付け法……68

b 前歯部固定性ブリッジ ……………71
（硬質レジン前装）
1 研究用模型の製作……72
2 一次石膏注入……72
3 ダウエルピンの植立……72
4 回転防止溝および維持溝の付与……72
5 二次石膏注入……72
6 歯型の分割およびトリミング……72
7 咬合器装着……72

CONTENTS

- ⑧ ワックスアップ……73
- ⑨ 窓開け……74
- ⑩ 維持装置の付与……76
- ⑪ スプルー線の植立……76
- ⑫ 埋没, 鋳造………76
- ⑬ 歯列模型, 歯型への試適……76
- ⑭ 隣接面接触点および咬合の調整……76
- ⑮ 研磨, 表面処理……76
- ⑯ レジン前装……76
- ⑰ 形態調整……77
- ⑱ 研　磨……77

V 暫間補綴装置

a プロビジョナルレストレーション（クラウン）……79

- ① 作業用模型の製作……80
- ② 咬合器装着……80
- ③ 仮想の支台歯形成……80
- ④ レジン歯の排列……81
- ⑤ コア採得………82

- ⑥ レジン重合………82
- ⑦ 研　磨………83

b プロビジョナルレストレーション（ブリッジ）……85

- ① 作業用模型の製作………86
- ② 咬合器装着………86
- ③ 仮想の支台歯形成………86
- ④ ワックスアップ………87
- ⑤ コア採得………87
- ⑥ 脱ろう………87
- ⑦ レジン重合………88
- ⑧ 研　磨………89

- 付1 メタルコアの製作方法…………90
- 付2 部分床義歯の設計を前提とした修復物の製作方法………………96
- 付3 全顎石膏模型…………………104
- 付4 ダイロックトレー法による模型製作…110

■本書の使用方法　〈　　〉内は, 実習で使用する材料名, 道具名などを記入して下さい.
　　　　　　　　【　　】内は, 実習で使用する製品名を記入して下さい.
　　　　　　　　（　　）内は, 量や時間, 長さ, 大きさなどの数値を記入して下さい.

I　全部金属冠

〔実習の概要〕

　全部金属冠は，歯冠形態を回復する最も基本的な修復物である．歯質が欠損した場合，処置した歯冠面すべてを鋳造した金属で被覆し，形態や機能を回復するもので，単独の修復物や支台装置として頻繁に用いられる．
　ここでは，その製作方法を習得する．

●使用材料
（1）石膏
（2）ダウエルピン
（3）パラフィンワックス
（4）分離剤　a. 石膏分離剤　b. ワックス分離剤
（5）セメントスペーサー
（6）石膏表面硬化処理材
（7）インレーワックス　a. 軟質　b. 硬質
（8）咬合紙
（9）スプルー線（ワックス線，レジン線，金属線）
（10）界面活性剤
（11）埋没材
（12）金属
（13）フラックス
（14）酸処理剤
（15）磨き砂または専用研磨剤
（16）つや出し材
（17）サンドブラスト材
（18）瞬間接着剤
（19）ビンディングワイヤーまたはスティッキーワックス，割り箸

（18）は，ダウエルピンを瞬間接着剤で固定する場合　　（19）は，咬合器装着で咬合平面板を使用しない場合

●使用機器
（1）スパチュラ
（2）ラバーボウル
（3）バイブレーター
（4）モデルトリマー，センタートリマー
（5）技工用ノギス
（6）ダウエルピン植立専用バー
（7）ガラス板
（8）石膏ノコギリ
（9）鉛筆，色鉛筆
（10）デザインナイフ
（11）咬合器
（12）ワックス形成器
（13）彫刻刀
（14）鋳造機，鋳造リング，リングライナー
（15）電気炉
（16）ブローパイプ
（17）石膏鉗子
（18）メジャリングデバイス
（19）サンドブラスター
（20）切削・研磨器具※
（21）超音波洗浄器またはスチームクリーナー

※切削・研磨器具

セパレーティングディスク，ヒートレスホイール，タングステンカーバイドバー，スチールバー，ラウンドバー，フィッシャーバー，ダイヤモンドポイント，アランダムポイント，カーボランダムポイント・ディスク・ホイール，シリコーンポイント・ディスク・ホイール，ペーパーコーン，硬毛・軟毛ブラシ（ロビンソンブラシなど），バフ（シャモアホイールなど）　など

I 全部金属冠

〔製作順序〕

❶ 一次石膏注入

① 石膏を必要量とり，標準混水比で練和する．
〈　　　　　〉石膏（　　　　）g，W/P =（　　　　）
練和時間（　　　）秒

② 印象の歯肉頰移行部を目安に石膏を注入する．
石膏注入量：支台歯頸部より（　　　　）mm

③ 石膏硬化後，印象から取り出し，気泡など不都合がないか確認する．

④ モデルトリマーを用いて，模型基底面が咬合平面と平行になるように削除する．

⑤ 上顎模型の口蓋部や下顎模型の舌側部を，センタートリマーまたはタングステンカーバイドバーで削除する．

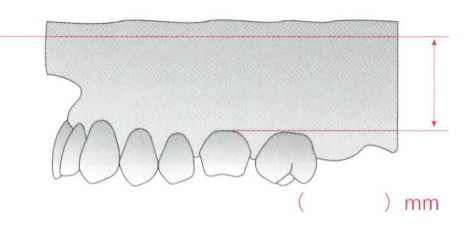

（　　　）mm

上　顎

（　　　）mm

下　顎

❷ 対合歯列模型の製作

石膏を印象に注入して，対合歯列模型を製作する．
〈　　　　　〉石膏（　　　　）g，W/P =（　　　　）
練和時間（　　　）秒

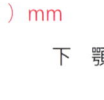

Check Point!

印象の再現性，変形の有無を確認する．

石膏は一方向から注入する．特に支台歯，前歯隅角部，臼歯咬頭頂には気泡が入りやすいので注意する．

石膏注入後45分以上放置した後，印象から取り出す．

印象の確認をする（❶参照）．
模型に気泡を入れないように注意する．

3 ダウエルピンの植立

1 ダウエルピン植立位置の設計

支台歯の近遠心的，頰舌的中央に，基底面と垂直に植立する．
隣接歯にダウエルピンを植立する場合も同様とする．

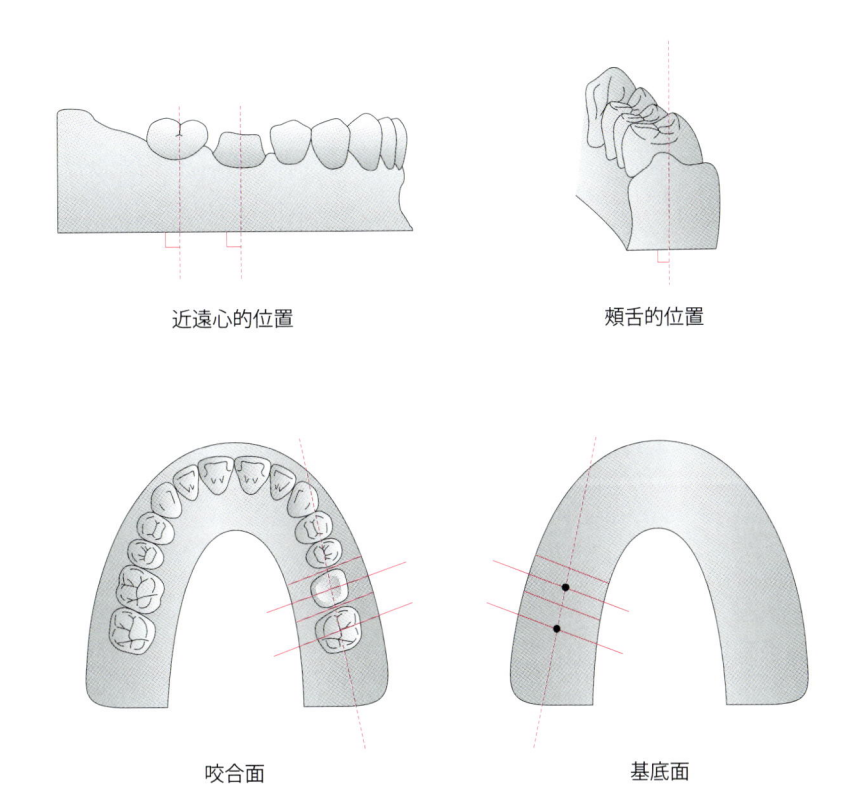

近遠心的位置　　　　頰舌的位置

咬合面　　　　基底面

> **Check Point!**
>
> 頰舌的には模型基底面幅の中央に植立するのが望ましい．
>
> 支台歯の近遠心径が小さい症例および犬歯などでは，唇・頰側寄りに植立する場合もある．

2 ダウエルピン植立用穴あけ

ラウンドバー（#　　　），フィッシャーバー（#　　　）またはダウエルピン植立専用バーでピン穴を掘る．ピン穴の深さは，ダウエルピン維持部および本体の一部が隠れる程度とする．

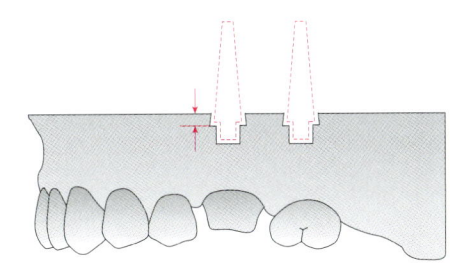

> 作業を慎重に行わないと頰舌的に模型が破損する場合があるので注意する．
>
> ダウエルピンを正しい方向に植立するため，できるだけ正確にピン穴を形成する．
>
> 臨床では，ピンホール形成器でピン穴を掘る場合もある．

I 全部金属冠

❸ ダウエルピンの植立

〈石膏による固定〉

① ピン穴に残った石膏の切削くずをエアで除去する．

② ピン穴付近を十分吸水させ，〈　　　　　〉石膏を軟らかめに練和したものを気泡が混入しないように満たす．

③ ダウエルピンの維持部に石膏をからめ植立する．

④ 硬化後，ダウエルピン周囲にはみだした余剰石膏を取り除く．

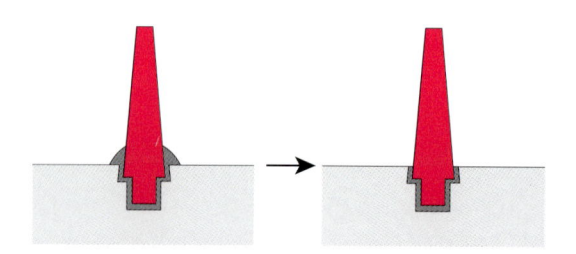

〈瞬間接着剤による固定〉

① ピン穴の八分目まで接着剤を注入しピンを植立する．

② 余剰の接着剤はティッシュペーパーなどで吸い取り，硬化後，デザインナイフで取り除く．

Check Point!

ダウエルピンを確実に固定するため，石膏硬化中にダウエルピンに振動を与えたり，手で触れないようにする．

ダウエルピンを接着剤で固定する場合は，ピン穴に水分が残っていないかを確認する．

❹ 回転防止溝および維持溝の付与

> **Check Point!**
> 回転防止溝に二次石膏が確実に埋まるようにする．

① ダウエルピンの回転防止の補助として，基底面に〈　　　　〉バー（#　　　）で回転防止溝を付与する．

② 二次石膏と固定する部分に〈　　　　〉バー（#　　　）で維持溝を付与する．

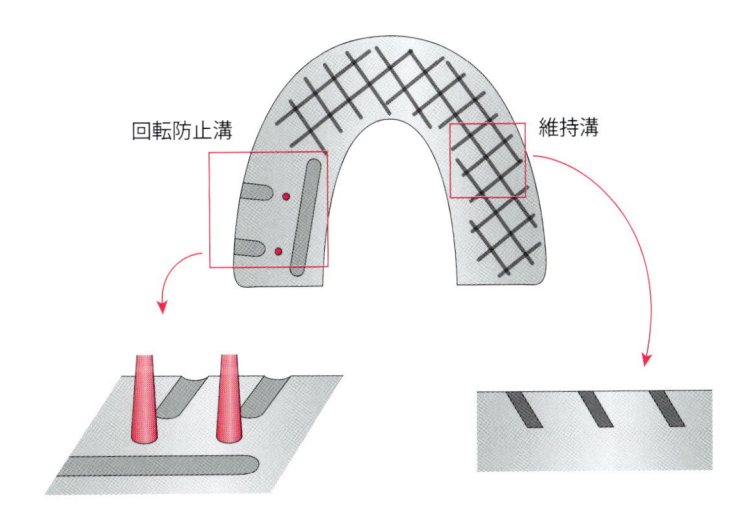

回転防止溝　　　維持溝

❺ ボクシング製作

> アルミ板などを用いることもある．

パラフィンワックスなどを用いて，一次石膏模型より全周が（　　　）mm 程度大きく，基底面高さより（　　　）mm 程度低い枠をつくり，ガラス板などの上に固定する．

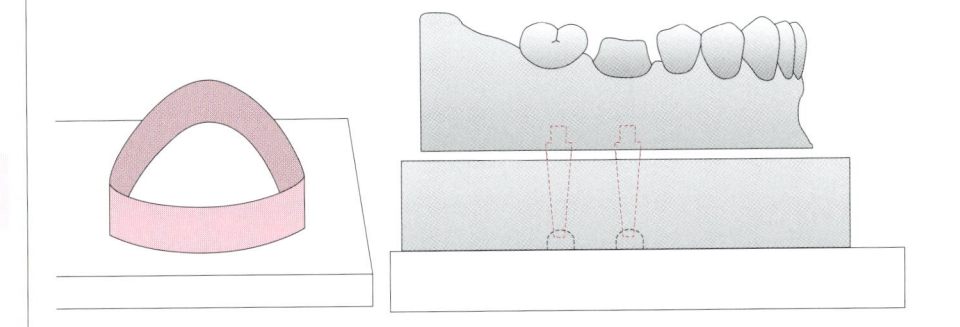

> 臨床では，既製のゴム枠を用いる場合が多い．

I 全部金属冠

❻ 二次石膏注入

❶ 石膏分離剤の塗布

① 可撤部分より半歯程度広い範囲に石膏分離剤を塗布する．

② ダウエルピンの先端にパラフィンワックスを球状にして焼き付けておく（浮きゴムなどの使用も可）．

> **Check Point!**
>
> 石膏分離剤は被膜が薄く分離のよいものを用いる．
> 余剰の石膏分離剤はエアなどで取り除いておく．

❷ 二次石膏注入

① 一次石膏をよく湿らせる．

② ボクシング枠内に〈　　　　　〉石膏を注入し，一次石膏基底面の回転防止溝，維持溝に石膏をすり込んで基底面全体に薄く石膏を盛り上げた後，枠内に埋入する．その際，スパチュラなどを用いて一次石膏と二次石膏との境界線を出し，周囲の余剰な石膏も同時に取り除く．

> 一次石膏表面に水分が浮き出た状態での二次石膏注入は避ける．

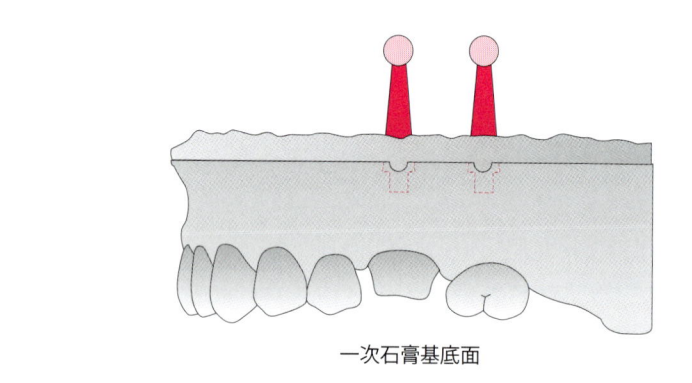

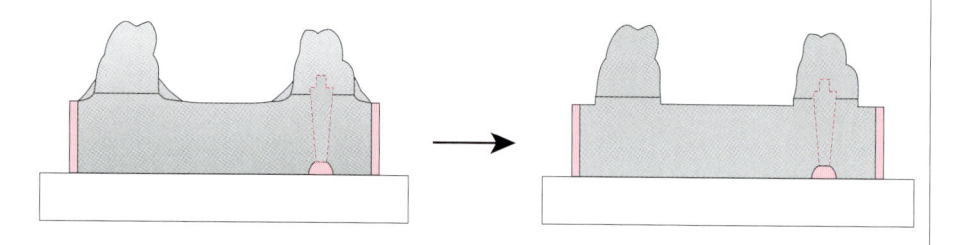

一次石膏基底面

余剰な石膏は取り除く

Check Point!
誤って前歯切縁部分を削ってしまうことがあるので注意する．

❸ 模型の調整

① 二次石膏硬化後，周囲のボクシングを除去し，モデルトリマーで模型側面の形態を整える．

② タングステンカーバイドバーで一次石膏と二次石膏との境界線を出し，ペーパーコーンで仕上げる．

③ ダウエルピンの先端に焼き付けておいたパラフィンワックスを取り除く．

④ ダウエルピン先端が模型側面からみえるように，基底面に溝を付与する．

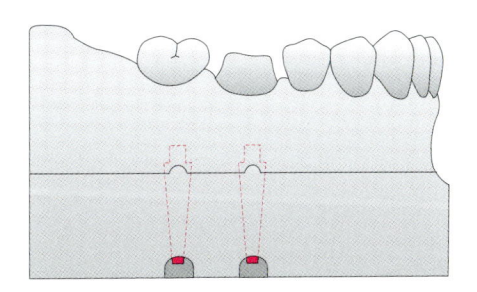

⑤ 模型基底面に咬合器装着のための維持溝を付与する．

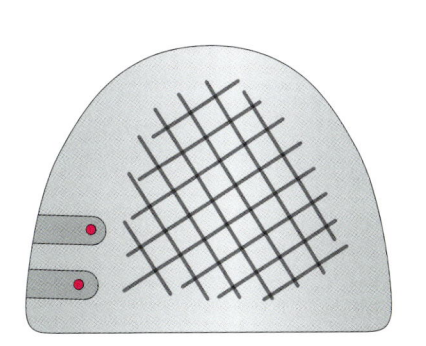

Ⅰ 全部金属冠

7 歯型の分割およびトリミング

1 歯型の分割

① 鉛筆で分割線を薄く記入する（図の色付き部の範囲内で）．

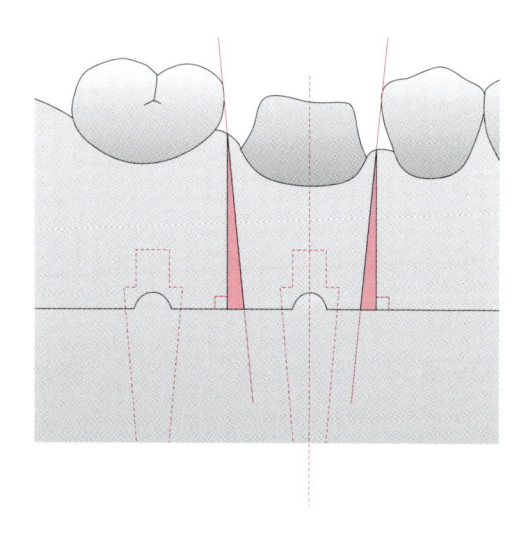

② 石膏ノコギリで歯型を分割する．

③ エアで石膏の切削くずを除去した後，ダウエルピン先端を押し，歯型が歯列模型から分離することを確認する．

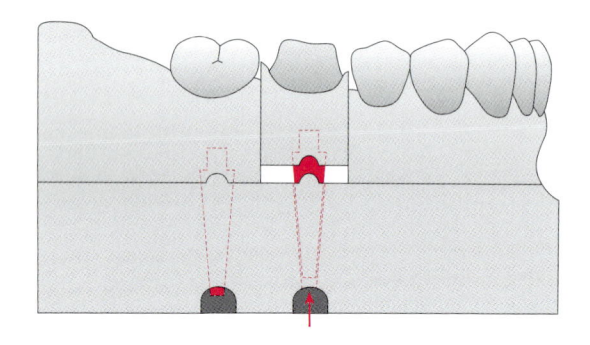

Check Point!

隣接歯も可撤にする場合は平行に分割する．

分割は二次石膏を1mm程度切り込んだ位置までとし，支台歯および隣接歯を傷つけないように注意する．

Check Point!

辺縁部直下は削りすぎないように注意する．

2 歯型のトリミング

① 辺縁部の歯肉部分を1mm程度残した状態で，〈　　　〉バー（#　　　）で全周にわたり削除する．

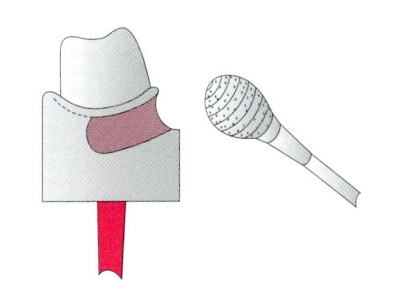

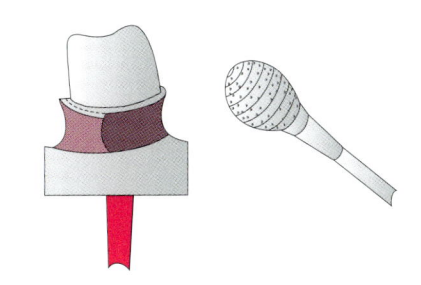

② さらにエンジンを低速回転にし，〈　　　〉バー（#　　　）で残りの歯肉部分を0.3～0.5mmまで削除する．

クラウンの適合にとって最も重要な作業なので，特に慎重に行う．

③ デザインナイフで辺縁部を明瞭にする．

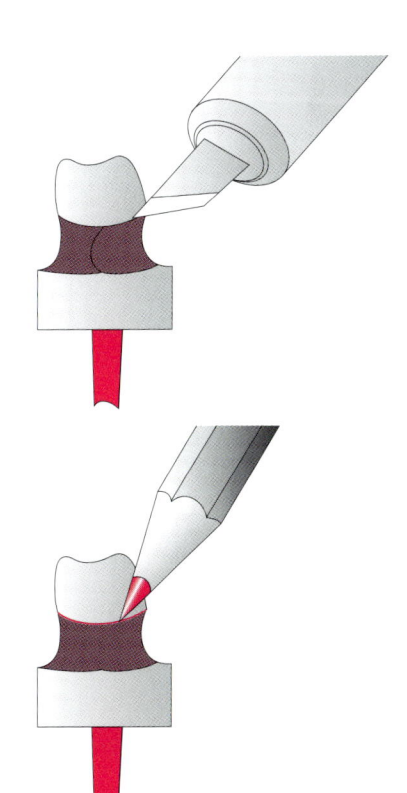

④ 芯の軟らかい色鉛筆で辺縁部を印記する．

⑤ セメントスペーサーを塗布する．

余剰の石膏表面硬化処理材は，辺縁部下からエアを当てて取り除く．

⑥ 石膏表面硬化処理材を塗布する．

I 全部金属冠

8 咬合器装着

1. 前準備

① 咬合器の各部を点検し，切歯指導釘を固定する．

② 模型基底面の維持溝を確認し，吸水させる．

2. 装着の手順

〈咬合平面板を使用する咬合器の場合〉

① 咬合平面板を装着する．

② 上顎模型を咬合平面板上におき正中を一致させる．

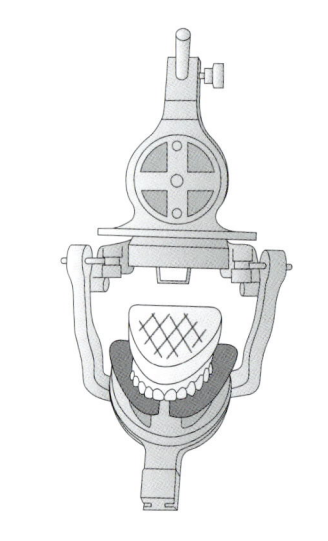

③ 前歯部を咬合平面板に一致させ最後臼歯の浮き上がりをワックスで固定する．

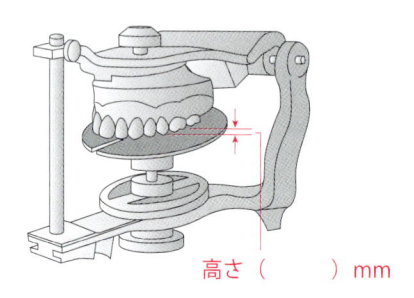

高さ（　　）mm

④ 〈　　〉石膏で上弓に固定する．

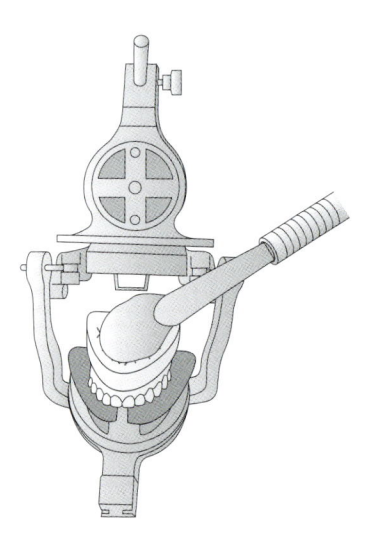

Check Point!

咬合器のマウント部には石膏分離剤をうすく塗布する．

模型を確実に固定する．

維持溝には確実に石膏をすり込む．

石膏が完全に硬化するまで移動させない．

Check Point!
切歯指導釘の位置を確認する． 咬合器装着による切歯指導釘の浮き上がりに注意する．

⑤ 上下顎模型を正確に咬合させて固定した後，咬合器を逆にして下弓に下顎模型を装着する．

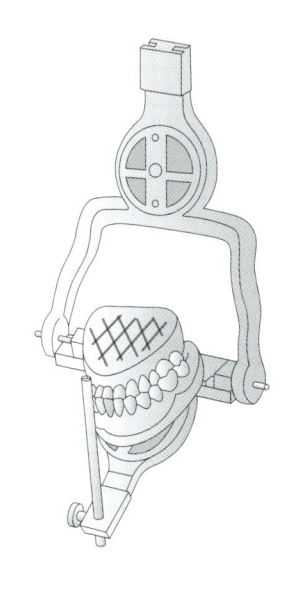

〈咬合平面板を使用しない咬合器の場合〉

① 模型基底面のダウエルピン先端部をパラフィンワックスなどで封鎖する．

② 上下顎模型を正確に咬合させ，ビンディングワイヤーで固定するか，模型側面に割り箸などをそえてスティッキーワックスで確実に固定する．

③ 咬合器下弓に石膏を盛り，模型の咬合平面が咬合器の高さの中央にくるように調整して硬化させる．このとき，模型の正中線と咬合器の正中が一致していることを確認する．

④ 下弓の石膏が硬化したら，上顎模型上部に石膏を平坦にのせ，上弓を閉じてその上から石膏を盛り固定する．硬化後，ビンディングワイヤーやスティッキーワックスは除去する．

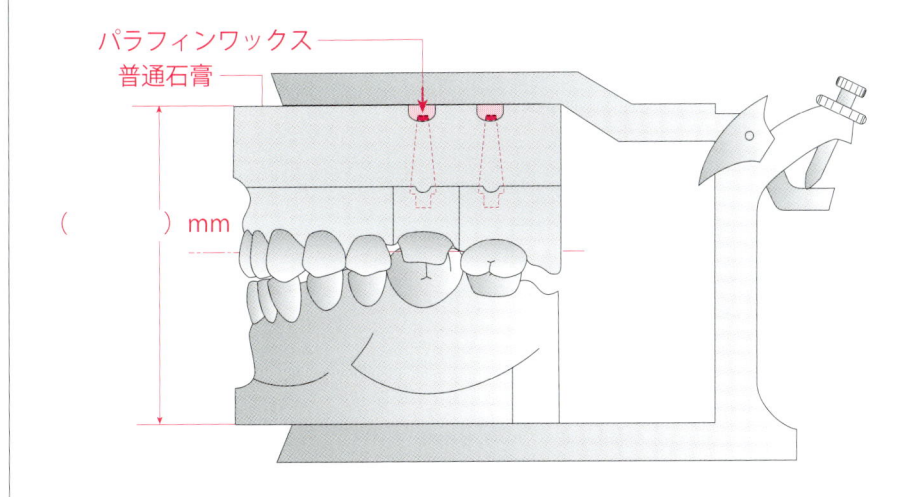

パラフィンワックス
普通石膏
(　) mm

263-01700

I 全部金属冠

❾ ワックスアップ

❶ ワックス分離剤の塗布

支台歯，対合歯および隣接歯にワックス分離剤を塗布する．

❷ 歯冠外形の回復

① 適切な歯冠豊隆（頰・舌側面）を形成する．

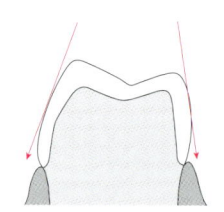

適　正

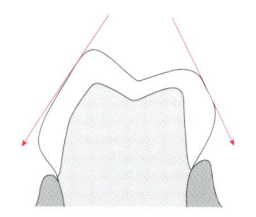

過　大
歯肉に適切な刺激
がなくなる

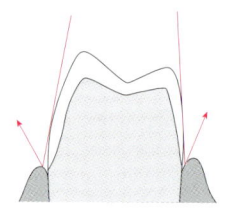

過　小
食物が直接歯肉を
刺激する

Check Point!

ワックス分離剤が厚いと適合不良になるので，薄く塗布する．

最大豊隆部は頰側は歯頸側1/3，舌側は歯冠の1/2とする．

歯冠豊隆は咀嚼時の食物の流れにも影響する．

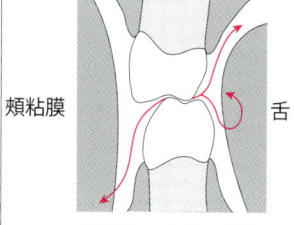

頰粘膜　　舌

咀嚼時の食物の流れ

咬合面に設けるスピルウェイ（遁路）は，上顎は頰側，下顎は舌側に付与する．

Check Point!

臼歯の接触点は，頰舌的には頰側 1/3，上下的には咬頭側 1/3～1/4 とする．

② 接触点を回復する．

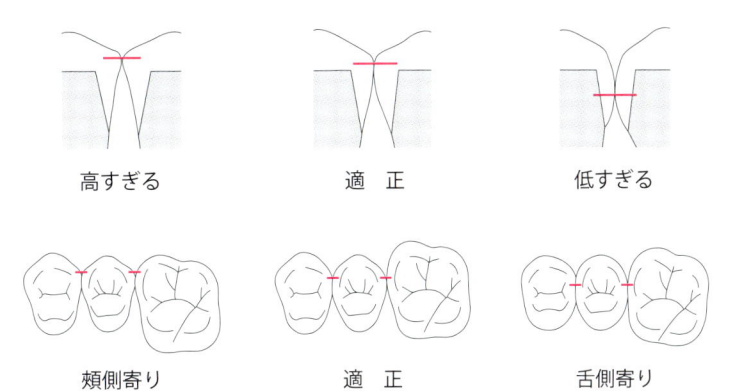

高すぎる　　適　正　　低すぎる

頰側寄り　　適　正　　舌側寄り

歯ブラシ，歯間ブラシなどでの清掃を考慮した形態とする．

③ 各鼓形空隙を周囲の歯の形態に調和させる．

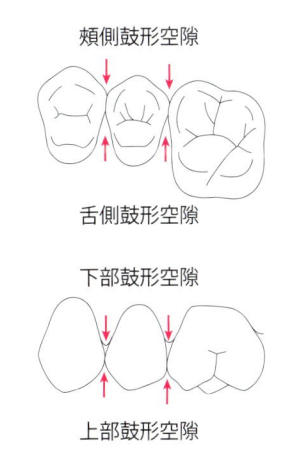

頰側鼓形空隙

舌側鼓形空隙

下部鼓形空隙

上部鼓形空隙

機能咬頭は上顎は舌側咬頭，下顎は頰側咬頭である．

④ 機能咬頭，非機能咬頭を形成する．

辺縁部は過不足がないようにし，歯型を傷つけないようにする．

⑤ 辺縁部は歯型とスムーズに移行させる．

❸ 咬合面形成

① 辺縁隆線を形成する．

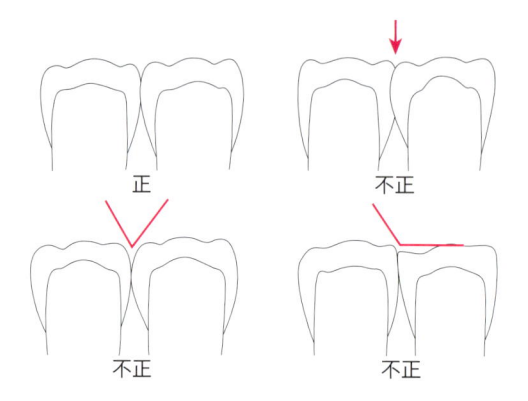

正　　不正

不正　　不正

Check Point!
隣接歯の辺縁隆線と同じ高さにする．

② 咬合接触点を形成する．

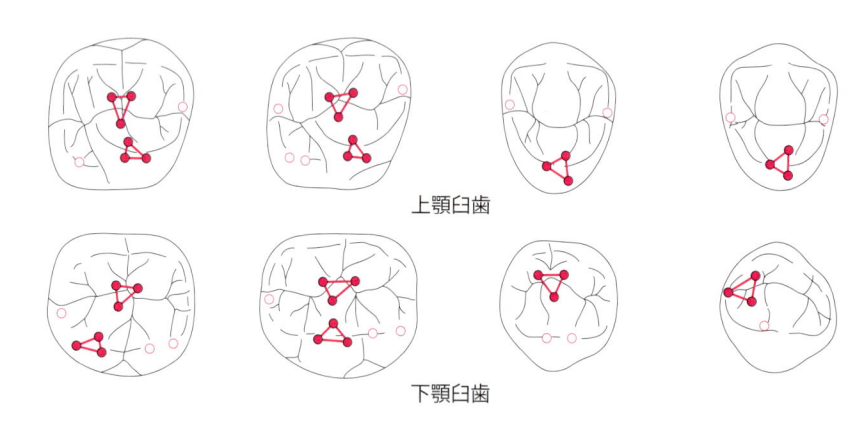

上顎臼歯

下顎臼歯

咬頭頂は対向する部分の周囲の斜面にいくつかの点で接触し，三角形を形づくる．

③ ABCコンタクトを付与する．特に，Bコンタクトは確実に接触させる．

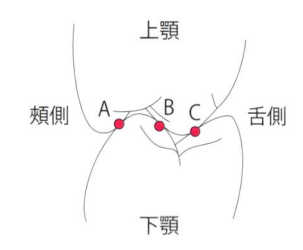

上顎

頬側　A　B　C　舌側

下顎

ABCコンタクトが不可能な場合は，ABまたはBCコンタクトだけでもよい．

Check Point!

犬歯誘導による咬合を付与し，偏心運動時に臼歯部が接触しないようにする．

④ 偏心運動を行い，運動経路を確認する．

咬頭嵌合位　　作業側　　平衡側

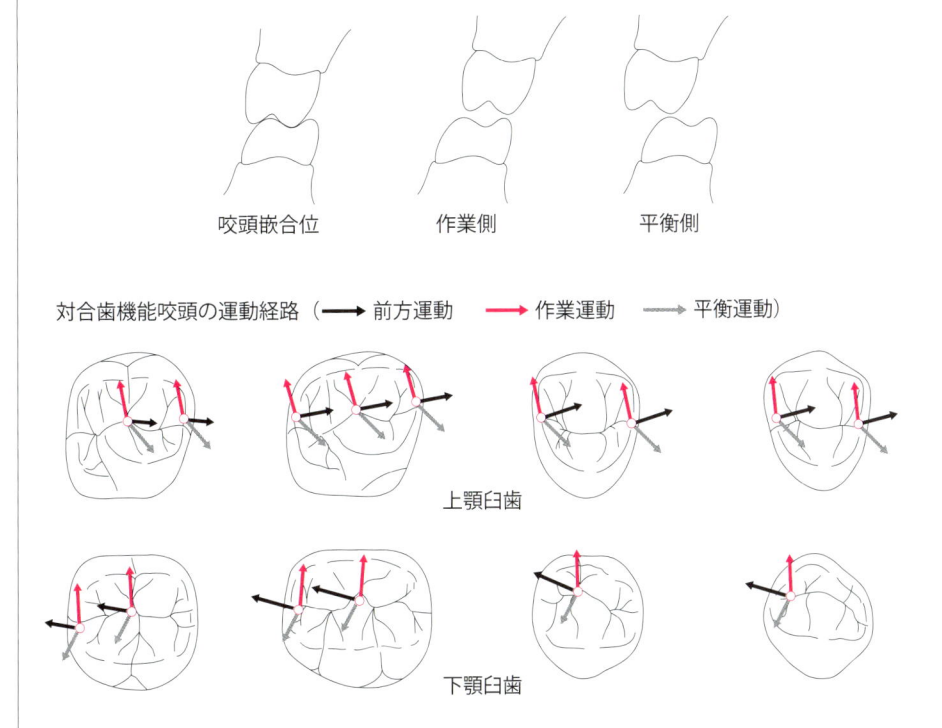

対合歯機能咬頭の運動経路（→ 前方運動　→ 作業運動　→ 平衡運動）

上顎臼歯

下顎臼歯

咬合接触点を削除してはならない．
主隆線は凸状の形態を付与する．凹状では偏心運動時に咬頭干渉を起こす．

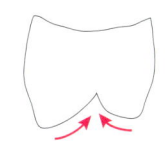

⑤ 咬頭，主隆線の咬合接触点を頂点とし，溝，小窩の凹面部に向かって斜面を形成する．

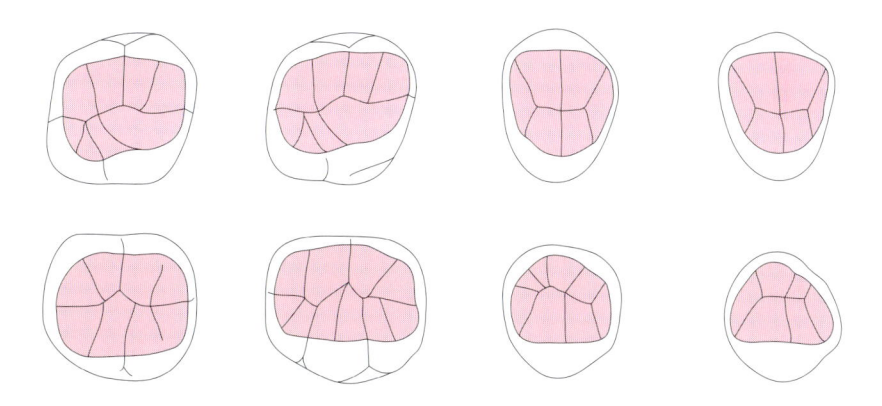

咬合紙を用いて咬合接触点を確認する．咬合接触点は点接触とし，咬合による荷重負担を少なくする．

I 全部金属冠

4 辺縁の修正，調整
辺縁部の過不足を確認し，調整する．

> **Check Point!**
> 辺縁部は傷つけないように注意する．

5 隣接面接触点の盛り上げ
研磨により隣接歯との接触点が失われないように，わずかに盛り上げる．

> 接触点にできた圧痕を埋める程度とし，できる限りスムーズな面に仕上げる．

6 リムーバルノブの付与
口腔内での試適時にクラウンを支台歯から撤去するために，リムーバルノブを付与する．

> ノブの上下的位置は歯頸側1/3とする．

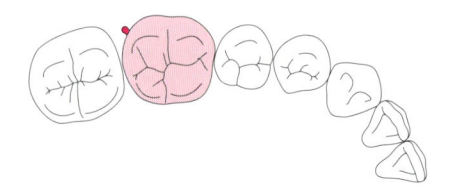

10 スプルー線の植立

ワックスパターンにスプルー線を植立する．

> スプルー線の植立位置はワックスパターンの最も厚い部分とする．また，咬合の妨げにならないように非機能咬頭外斜面に植立する．

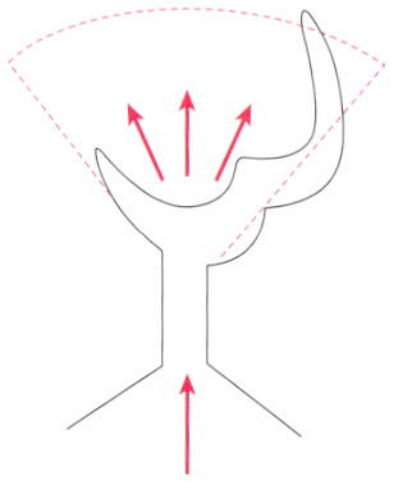

融解した金属が鋳型内にすみやかに拡散されるように，ワックスパターンのもっとも厚い部分から扇状に広がるようにつける

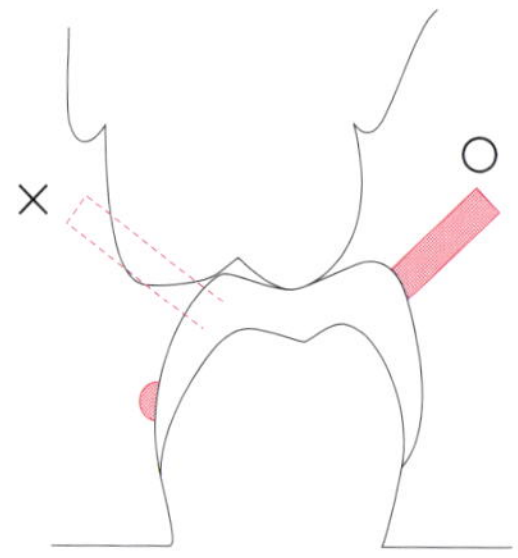

咬合の妨げになる咬頭は避ける

使用するスプルー線：〈　　　　　〉

11 埋没，鋳造

1 埋　没

① 鋳造リング内面にリングライナーを裏装する．

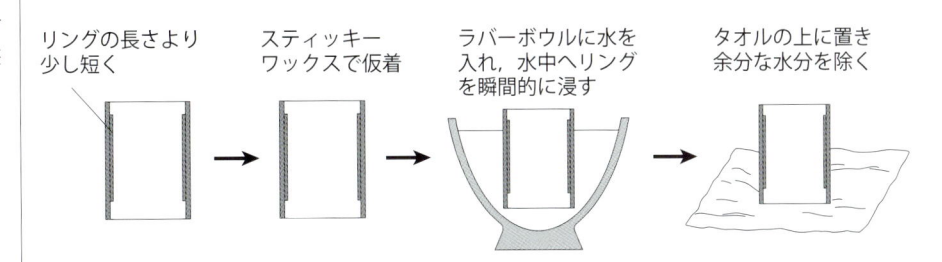

リングライナーは吸水しにくい材質なので，吸水操作を確実に行う（乾式の場合は，リングにそのまま裏装する）．

- リングの長さより少し短く
- スティッキーワックスで仮着
- ラバーボウルに水を入れ，水中へリングを瞬間的に浸す
- タオルの上に置き余分な水分を除く

② 埋没材，室温水を必要量とる．

〈　　　　　〉埋没材，（　　　）g

室温水（　　　）ml

計量は正確に行い．適正混水比を守る．

③ ワックスパターンを変形させないように歯型から抜き取り，円錐台に植立する．

スプルーの線の長さ（　　　）mm

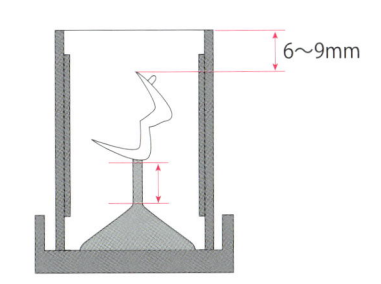

6～9mm

円錐台とスプルー線の取り付け部はスムーズな面に仕上げる．
鋳造リングの底面からワックスパターンまでは6～9mmの間隙をつくる．

④ ワックスパターンに界面活性剤を塗布する（汚物，油脂の除去と，埋没材との親水性を与えるため）．

界面活性剤は過剰に塗布すると面粗れ，バリ発生などの原因となるので注意する．

⑤ 鋳造リングを円錐台にはめ込み，計量した埋没材を真空練和した後，適度な振動を与えながら埋没泥を注入する．

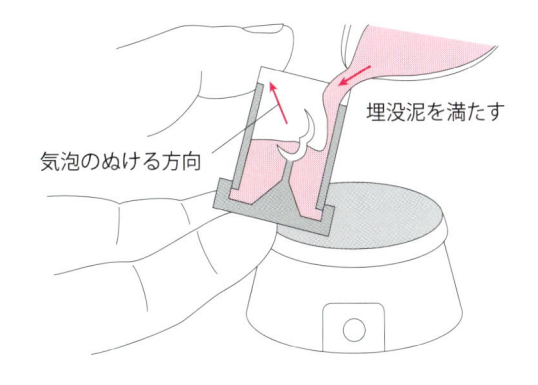

埋没泥はゆっくりと徐々に満たす．必要に応じて筆やスパチュラを用いてワックスパターンを埋没材でコーティングする．

不必要な振動を与えない．

気泡のぬける方向
埋没泥を満たす

I 全部金属冠

❷ 鋳造リングの乾燥，加熱

① 埋没後，最低1時間は静置しておく．

② 室温から300℃までゆっくり加熱する．

③ 300℃で30分間係留する．

④ 700℃まで加熱する．

⑤ 700℃で30分間係留する．

> **Check Point!**
>
> 最終温度での係留時間は鋳造リングの容量により異なり，容量が大きいほど係留時間を長くする．

❸ 鋳造

① 鋳造機をセットする．

② るつぼの上で金属の融解を行う．金属の融解には還元炎を用いる．

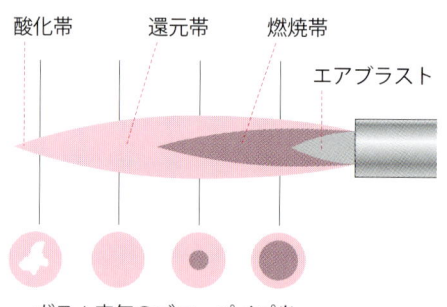

（酸化帯／還元帯／燃焼帯／エアブラスト／ガス＋空気のブローパイプ炎）

> 融解する金属の専用るつぼを用いる．
>
> 金属は十分に，しかも過融状態にならないように融解する．
>
> 融解は手早く行い，酸化を防ぐためのフラックスは必要最小限の使用にとどめる．

③ 鋳造リングを手早く電気炉より取り出し，鋳造機にセット後，すみやかに鋳造を行う．

> 鋳造圧は適切にし，金属が完全に凝固するまで持続させる．

④ 鋳造後は放冷し，手で鋳造リングがつかめる状態になったら水中に投下する．

⑤ 鋳造体を取り出し，埋没材を完全に除去する．

⑥ サンドブラスト処理を行う．

⑦ 酸処理を行う．

> 鋳造体の取り出しは辺縁および内面を傷つけないようにする．
>
> 酸処理は，金合金の場合は40〜50％塩酸溶液，金銀パラジウム合金の場合は10〜20％硫酸溶液を用いる．超音波洗浄器を用いると効果的である．

Check Point!

鋳巣,なめられ,凹部,粗面,バリ,突起物などをチェックする.

試適の際は歯型を傷つけないように注意する.

⑫ 歯型への試適

① 鋳造体をチェックし,突起物,バリなどがあったらラウンドバー,フィッシャーバー(#　　　)で取り除く.

② 歯型に試適し,辺縁の適合状態を確認する.

③ セパレーティングディスクでスプルー線を切断する.

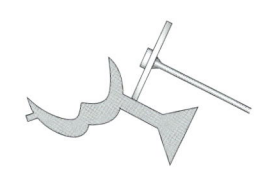

④ ヒートレスホイールやカーボランダムポイント(#　　　)でスプルー線切断部を修正する.

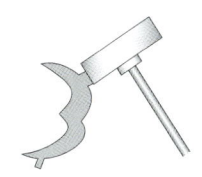

⑬ 隣接面接触点および咬合の調整

削りすぎに注意する.

① 咬合紙やシリコーンホイールを用いて隣接面接触点を調整する.

② 咬合紙やカーボランダムポイント,アランダムポイントを用いて,咬頭嵌合位,偏心位での不都合な接触点を調整する.

Ⅰ 全部金属冠

⑭ 研 磨

① ラウンドバー（♯1/2, 1/4）を用いて溝を研磨する．

② カーボランダムポイント（凹凸部），ペーパーコーン，シリコーンポイントを用いて頰・舌側面，咬合面の粗研磨を行う．

> 調整ずみの隣接面接触点は研磨しない．

③ シリコーンポイント・ディスクを用いて頰・舌側面，咬合面の中研磨を行う．

> 咬合面細部は，ダイヤモンドドレッサーでシリコーンポイント先端を尖らせて研磨する．

④ 硬毛ブラシ，磨き砂または専用研磨材を用いてレーズ研磨を行う．

> 辺縁部は傷つけないように指先で保護し，ブラシの回転方向を辺縁部に向けないようにする．

⑤ ロビンソンブラシ（溝部），シャモアホイール（全体），つや出し材を用いて仕上げ研磨を行う．

> 咬合面には毛足の短いブラシを使用する．

⑮ 試 適

研磨終了後，希釈した洗剤を入れた容器にクラウンを浸し，超音波洗浄器で（　　　）分間洗浄し，つや出し材などの汚れを除去する（スチームクリーナーにより洗浄を行ってもよい）．

終了後，水洗いし，模型にクラウンを試適して再点検を行う．

> 複数のクラウンを一度に洗浄しない（研磨面に傷がつく）．

II インレー

〔実習の概要〕

インレーは，窩洞に適合するような形態に調整された充填物を窩洞内に嵌入合着するもので，メタル，コンポジットレジン，ポーセレンインレーがある．そのなかでメタルインレーの製作は古くからいろいろな方法で行われてきたが，現在はおもに鋳造により製作する．
ここでは，その製作方法を習得する．

●使用材料
(1) 石膏
(2) ダウエルピン
(3) パラフィンワックス
(4) 分離剤　a. 石膏分離剤　b. ワックス分離剤
(5) セメントスペーサー
(6) 石膏表面硬化処理材
(7) インレーワックス　a. 軟質　b. 硬質
(8) 咬合紙
(9) スプルー線（ワックス線，レジン線，金属線）
(10) 界面活性剤
(11) 埋没材
(12) 金属
(13) フラックス
(14) 酸処理剤
(15) 磨き砂または専用研磨剤
(16) つや出し材
(17) サンドブラスト材
(18) 瞬間接着剤
(19) ビンディングワイヤーまたはスティッキーワックス，割り箸

(18) は，ダウエルピンを瞬間接着剤で固定する場合
(19) は，咬合器装着で咬合平面板を使用しない場合

●使用機器
(1) スパチュラ
(2) ラバーボウル
(3) バイブレーター
(4) モデルトリマー，センタートリマー
(5) 技工用ノギス
(6) ダウエルピン植立専用バー
(7) ガラス板
(8) 石膏ノコギリ
(9) 鉛筆，色鉛筆
(10) デザインナイフ
(11) 咬合器
(12) ワックス形成器
(13) 彫刻刀
(14) 鋳造機，鋳造リング，リングライナー
(15) 電気炉
(16) ブローパイプ
(17) 石膏鉗子
(18) メジャリングデバイス
(19) サンドブラスター
(20) 切削・研磨器具[※]
(21) 超音波洗浄器またはスチームクリーナー

※切削・研磨器具については，p. 1 参照．

II インレー

〔製作順序〕

① 一次石膏注入

① 石膏を必要量とり，標準混水比で練和する．
〈　　　　　〉石膏（　　　）g，W/P =（　　　）
練和時間（　　　）秒

② 気泡を入れないように注意しながら石膏を注入する．

③ 模型の基底面を第一大臼歯の歯頸縁から約 8〜10 mm のところとし，咬合平面と平行になるようにモデルトリマーで削除する．

> **Check Point!**
>
> 石膏は窩洞部には特に注意して流す．
>
> 石膏注入後 45 分以上放置した後，印象から取り出す．

② 対合歯列模型の製作

石膏を印象に注入して，対合歯列模型を製作する．
〈　　　　　〉石膏（　　　）g，W/P =（　　　）
練和時間（　　　）秒

> 模型に気泡を入れないように注意する．

③ ダウエルピンの植立

1 ダウエルピン植立位置の設計

支台歯の近遠心的，頰舌的中央に，基底面と垂直に植立する．ただし，I 級インレーの場合は基本的にダウエルピンは植立しない．

2 ダウエルピン植立用穴あけ

ラウンドバー（#　　　），フィッシャーバー（#　　　）またはダウエルピン植立専用バーでピン穴を掘る．

3 ダウエルピンの植立

「I　全部金属冠」の製作方法に準ずる．

> ダウエルピン植立後は，ピンがぐらついていないか確認する．

④ 回転防止溝および維持溝の付与

「Ⅰ　全部金属冠」の製作方法に準ずる．

⑤ ボクシング製作

パラフィンワックスなどで，一次石膏模型より全周が（　　　）mm 程度大きく，基底面高さより（　　　）mm 程度低い枠をつくる．

⑥ 二次石膏注入

1 石膏分離剤の塗布

① 一次石膏模型の基底面に石膏分離剤を塗布する．

> **Check Point!**
> 石膏分離剤は被膜が薄く分離のよいものを用いる．
> 余剰の石膏分離剤はエアなどで取り除いておく．

② ダウエルピンの先端にパラフィンワックスを球状にして焼き付ける．

2 二次石膏注入

ボクシング枠内に練和した硬質石膏を注入し，一次石膏基底面の回転防止溝，維持溝，ダウエルピン部に気泡を入れないように硬質石膏をすり込んで基底面全体に薄く石膏を盛り上げた後，枠内に埋入する．

> 一次石膏表面に水分が浮き出た状態での二次石膏注入は避ける．

3 模型の調整

① 二次石膏硬化後，周囲のボクシングを除去し，モデルトリマーで模型側面の形態を整える．

> 誤って前歯切縁部分を削ってしまうことがあるので注意する．

② タングステンカーバイドバーで一次石膏と二次石膏との境界線を出し，ペーパーコーンで仕上げる．

③ ダウエルピンの先端に焼き付けておいたパラフィンワックスを取り除き，ダウエルピン先端が模型側面からみえるように，基底面に溝を付与する．

④ 模型基底面に咬合器装着のための維持溝を付与する．

II インレー

7 歯型の分割およびトリミング

1 歯型の分割

① 鉛筆で分割線を薄く記入する．

② 石膏ノコギリで歯型を分割する．

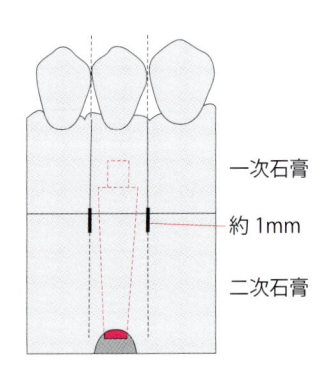

― 一次石膏
― 約1mm
― 二次石膏

③ ダウエルピン先端を押し，歯型を歯列模型から分離させる．

2 歯型のトリミング

① 歯型近遠心部の歯肉部分の石膏を〈　　　〉バー（#　　　）で削除し，歯型のスライスカット面を明確にする．

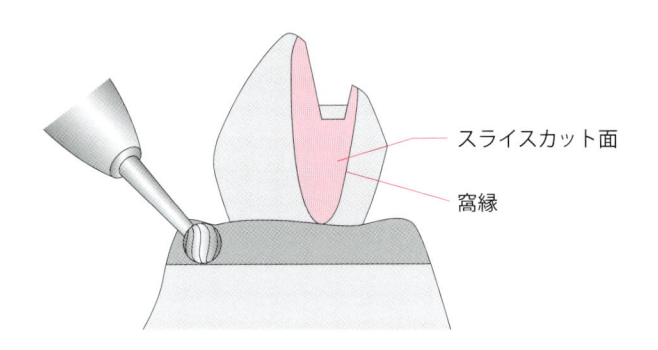

― スライスカット面
― 窩縁

② 赤鉛筆で窩縁外形を記入後，石膏表面硬化処理材を塗布する．

Check Point!

歯型および隣接歯を傷つけないように注意する．

分割は二次石膏を1mm程度切り込んだ位置までとする．

ノコ目が着脱方向に対して末広がりにならないように注意する．

辺縁部は削りすぎないようにする．
窩縁を削らないように注意する．

⑧ 咬合器装着

「Ⅰ　全部金属冠」の製作方法に準ずる．

■窩縁部および隅角の名称

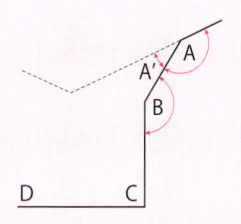

A　窩縁隅角
B　斜面隅角
C　線角
A-B　窩縁斜面
B-C　側壁
C-D　髄側壁（窩底）
A'　充填物辺縁の厚さ

II インレー

9 ワックスアップ

1 ワックス分離剤の塗布

① 歯型を歯列模型から取り出し，窩洞にワックス分離剤を薄く塗布する．

② 対合歯および隣接歯にもワックス分離剤を塗布しておく．

> **Check Point!**
> ワックス分離剤は隅角部や窩底部にたまりやすいので注意する．

2 ワックスアップ

① 歯型にインレーワックス（軟質）を1層流し，辺縁部は少しオーバーにしておく．

② インレーワックス（硬質）を少量ずつ築盛し，辺縁部や薄い部分が浮き上がらないように指頭で圧接しながら硬化を待つ．

③ おおよその歯冠形態に彫刻する（隣接面接触点の調整，鼓形空隙の調和）．

④ ワックスパターンを歯型から取り出して内面を点検する．内面にしわがあるときはもう一度やり直す．

⑤ 咬合面の形成を行い，対合歯との適切な咬合接触を得る．

⑥ 隣接面部を修正後，歯型を歯列模型から取り出し，隣接面接触部にワックスを少量追加する．追加するワックスは，歯型を歯列模型に戻したときに歯型が0.5〜1mm浮き上がるくらいにする．

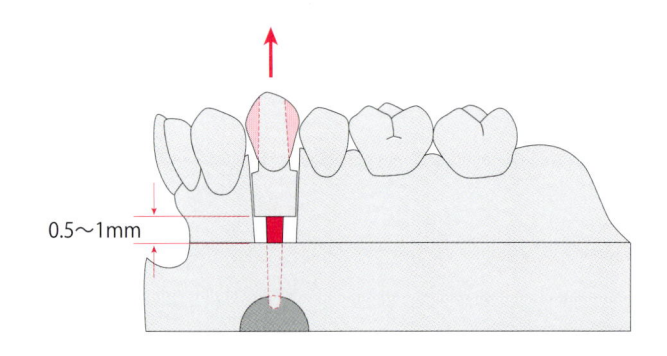

> ワックスには均等に圧力をかける．押しすぎや浮き上がりは不適合の原因となる．
>
> 彫刻作業が少なくて済むように，ワックスを盛り上げる際にはできるだけ完成形に近い形態を与えることが大切である．
>
> 辺縁部の過不足を確認する．
>
> 窩縁斜面の破折に注意する．
>
> 隣接面接触点を盛り上げた後は表面を滑沢にしておく．

Check Point!

植立位置は辺縁隆線直下のもっとも厚い部分とし，隣接面接触点を避ける．また，非機能咬頭に植立する．

⑩ スプルー線の植立

ワックスパターンにスプルー線を植立する．

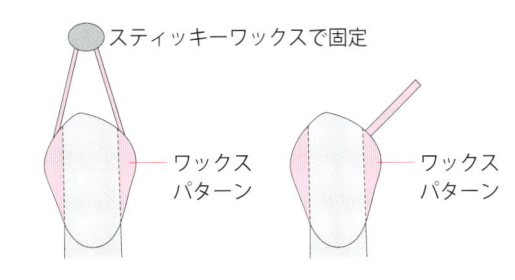

スプルーの線の長さ（　　　）mm

⑪ 埋没，鋳造

1 埋　没

① 鋳造リング内面にリングライナーを裏装する．

リングライナーは吸水しにくい材質なので，吸水操作を確実に行う（乾式の場合は，リングにそのまま裏装する）．

② 埋没材，室温水を必要量とる．
〈　　　　　〉埋没材，（　　　）g
室温水（　　　）ml，W/P（　　　）

計量は正確に行い，適正混水比を守る．

③ ワックスパターンを歯型から抜き取り，円錐台に植立する．

過剰な界面活性剤は必ずエアなどで除去しておく．

④ ワックスパターンに界面活性剤を塗布する（汚物，油脂の除去と，埋没材との親水性を与えるため）．

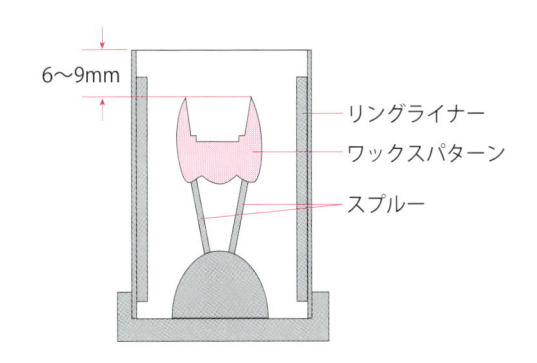

⑤ 鋳造リングを円錐台にはめ込み，埋没材を注入する．

気泡を入れないように慎重に埋没する．
鋳造リングの底面からワックスパターンまでは6〜9mmの間隙をつくる．

2 鋳造リングの乾燥，加熱

「Ⅰ　全部金属冠」の製作方法に準ずる．

3 鋳　造

「Ⅰ　全部金属冠」の製作方法に準ずる．

Ⅱ インレー

⑫ 歯型への試適

① 鋳造体をチェックし，突起物，バリなどがあったらラウンドバー（#　　　），フィッシャーバー（#　　　）で取り除く．

② 内面の確認が終わったら歯型に静かに挿入し，辺縁の適合状態を確認する．

③ セパレーティングディスクでスプルー線を切断する．

④ ヒートレスホイールやカーボランダムポイント（#　　　）でスプルー線切断部を修正する．

⑬ 隣接面接触点および咬合の調整

① 咬合紙やシリコーンポイントを用いて隣接面接触点を調整する．

② 咬合紙やカーボランダムポイント，アランダムポイントを用いて，咬頭嵌合位，偏心位での不都合な接触点を調整する．

Check Point!

鋳巣，なめられ，凹部，粗面，バリ，突起物などをチェックする．

削りすぎに注意する．

Check Point!

14 研 磨

① ラウンドバー（♯1/2, 1/4）を用いて溝を研磨する．

② ペーパーコーン，シリコーンポイントを用いて咬合面の粗研磨を行う．凹凸のひどい場合はカーボランダムポイントを用いる．

咬合面細部は，ダイヤモンドドレッサーでシリコーンポイント先端を尖らせて研磨する．

③ シリコーンポイント・ディスクを用いて咬合面の中研磨を行う．

辺縁部を丸く，短くしないように注意する．

④ ロビンソンブラシ（溝部），シャモアホイール（全体），つや出し材を用いて仕上げ研磨を行う．

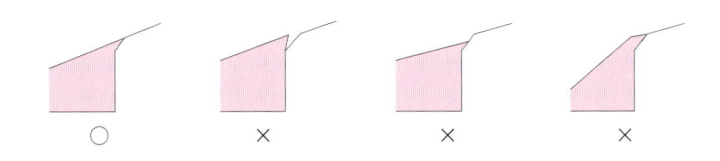

インレー辺縁と窩縁が自然に移行し，窩洞封鎖が完全に行えているように仕上げる．

○　　×　　×　　×

15 試 適

研磨終了後，希釈した洗剤を入れた容器にインレーを浸し，超音波洗浄器で（　　　）分間洗浄し，研磨時のつや出し材などの汚れを除去する．
終了後，水洗いし，インレーを支台歯に試適して再点検を行う．

Ⅲ 前装冠

a　レジン前装冠

〔実習の概要〕

レジン前装冠は，維持装置を付与した金属冠の表面にレジン（硬質レジン）を築盛し，光重合法により硬化させて製作する全部被覆冠である．硬質レジンの改良により色調，硬さなどが改善されたことでさまざまな症例への応用が可能となっている．
ここでは，その製作方法を習得する．

● 使用材料

（1）石膏
（2）ダウエルピン
（3）パラフィンワックス
（4）分離剤　a. 石膏分離剤　b. ワックス分離剤
（5）セメントスペーサー
（6）石膏表面硬化処理材
（7）インレーワックス　a. 軟質　b. 硬質
（8）咬合紙
（9）スプルー線（ワックス線，レジン線，金属線）
（10）界面活性剤
（11）埋没材
（12）金属
（13）フラックス
（14）酸処理剤
（15）サンドブラスト材
（16）接着剤またはワセリン
（17）リテンションビーズ
（18）硬質レジン（光重合型硬質レジン）
（19）磨き砂
（20）つや出し材，レジン専用つや出し材

● 使用機器

（1）スパチュラ
（2）ラバーボウル
（3）バイブレーター
（4）モデルトリマー，センタートリマー
（5）技工用ノギス
（6）ダウエルピン植立専用バー
（7）ガラス板
（8）石膏ノコギリ
（9）鉛筆，色鉛筆
（10）デザインナイフ
（11）咬合器
（12）ワックス形成器
（13）彫刻刀
（14）鋳造機，鋳造リング，リングライナー
（15）電気炉
（16）ブローパイプ
（17）石膏鉗子
（18）メジャリングデバイス
（19）サンドブラスター
（20）筆または綿球
（21）パレット
（22）ロッキングツィーザー（止血鉗子）
（23）光照射器
（24）切削・研磨器具※
（25）超音波洗浄器

※切削・研磨器具については，p. 1 参照.

III 前装冠
a レジン前装冠

〔製作順序〕

① 作業用模型の製作

「Ⅰ　全部金属冠」の製作方法に準ずる．

> **Check Point!**
> 臨床では，作業用模型の製作は，個人トレー製作，印象採得に続いて行われる．

② 咬合器装着

「Ⅰ　全部金属冠」の製作方法に準ずる．

③ ワックスアップ

「Ⅰ　全部金属冠」の製作方法に準ずる．

④ 窓開け

歯冠形態の整ったワックスパターンに，レジン前装スペースを確保する目的で窓開けを行う．

> 「カットバック」ともいうが，あたかも窓を開ける操作に似ていることからこうよばれる．

1．窓開け操作で特に留意する点

① 形成したワックスパターンに歪みが生じないように操作する．

② 咬合圧を受けやすい部位は金属が薄くならないようにする．

③ 隣接面接触点や対合歯と接触，滑走する部分は金属で回復するようにする．

④ レジンと金属との移行部がスムーズになるように形成する．

⑤ 色調が再現できるだけのレジンの築盛スペースを確保する．

⑥ ワックスアップによって形成した歯冠形態を再現しやすい辺縁形状とする．

> **Check Point!**

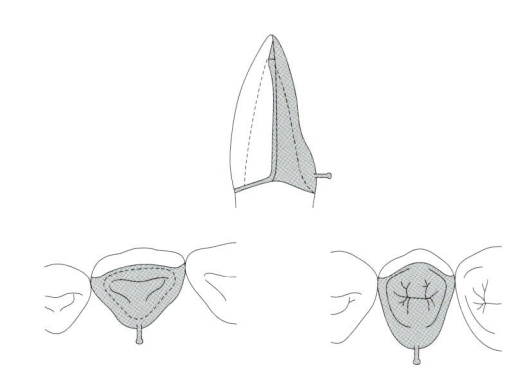

隣接面接触点は原則として金属で回復する

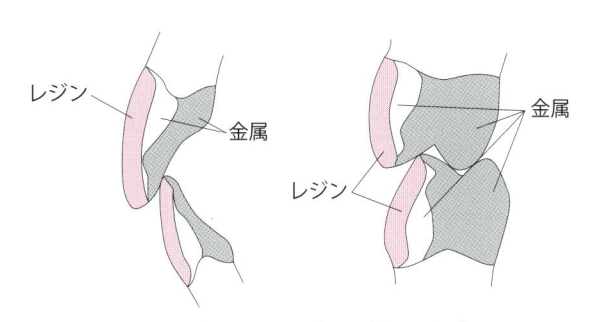

レジン　金属　　金属　レジン

切縁，咬頭における金属の被覆．保護

2. 窓開け操作の手順

① 歯冠形態の整ったワックスパターンに，彫刻刀やデザインナイフで窓開けの外形線を印記する．

切縁，歯頸部，隣接面の金属域は指定された厚みを守る．

② 彫刻刀の反対側（耳かき部分）などを用いて，唇・頰側の中央部分からワックスの厚みが 0.3 mm 以下にならないように削除する．

前歯部は臼歯部に比べて，窓開け量を多くとったほうが審美的に優れる．

③ 外形線に沿って切れ目をやや深く入れ，その内側から注意深く削り取る．

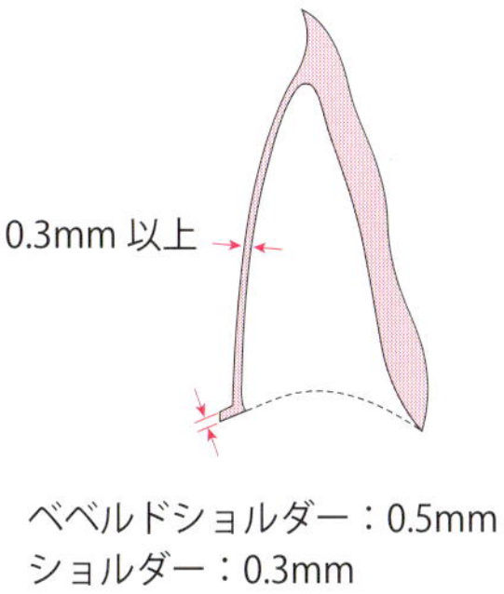

多少，デザインナイフを温めて使用してもよい

0.3mm 以上

④ 切り込みの角度を考えながら外形線に沿ってシャープに形成し，ラインを整える．

ベベルドショルダー：0.5mm
ショルダー：0.3mm

⑤ 窓開け外面のラインが歯冠外形と正しく移行するか確認する．

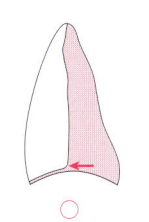

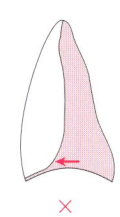

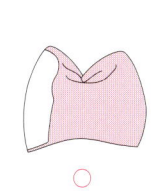

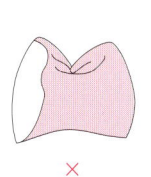

○　×　　○　×

III 前装冠
a レジン前装冠

❺ 維持装置の付与

　レジン自体には金属との接着性がないので，前装部分が金属と分離しないように機械的にアンダーカットを付与する必要がある．さまざまな方法が考えられるが，いずれの方法でも与えられたスペース内で維持が期待でき，かつ前装部分に障害を与えないことが必要条件となる．

① 窓開け部分に筆または綿球につけた接着剤やワセリンを薄く塗る．

② 接着剤やワセリンが少し乾いてきたら，リテンションビーズを手早く万遍なく振りかける．

❻ 埋没，鋳造

　埋没時にはレジン築盛用のノブを付与しておく．
　埋没，鋳造の方法は「Ⅰ　全部金属冠」の製作方法に準ずる．

❼ 隣接面接触点および咬合の調整

　「Ⅰ　全部金属冠」の製作方法に準ずる．

Check Point!

接着剤やワセリンを厚く塗りすぎるとアンダーカット部が埋まり維持力が低下する．

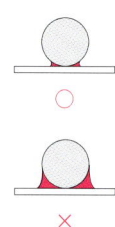

○
×

埋没前の界面活性剤の塗布は唇側面のリテンションビーズ付着部をさける．

埋没時の段階で接着剤やワセリンが乾いていないと，リテンションビーズの形状が再現されない場合があるので注意する．

⑧ 金属の研磨

① レジン築盛後にレジンと金属を同時に研磨するとレジンが削れすぎるため，前もって金属表面を滑沢に仕上げておく．

② 金属とレジンの移行部のリテンションビーズを〈　　　　〉バー（#　　　）で（　　　）mm削除する．

削除前　→　削除後

削除前　→　削除後

> レジンと金属の境界線は1本の線でシャープに出す．

> 築盛スペースを増やしたり，オペークを重合しやすくするために，リテンションビーズの表面を1/3程度削除するとよい．

> オペーク色レジン築盛前の，サンドブラスト処理から金属接着プライマー塗布（金属とレジンの化学的な維持）までの処理方法については，p.40, 41の各メーカー指示に従って作業を行う．

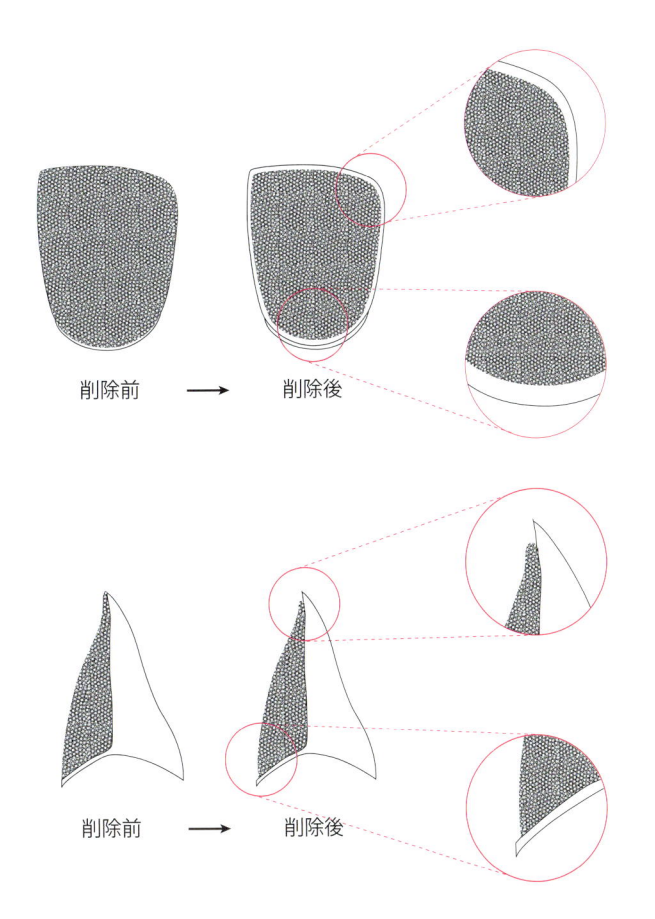

❾ 硬質レジンの築盛と重合

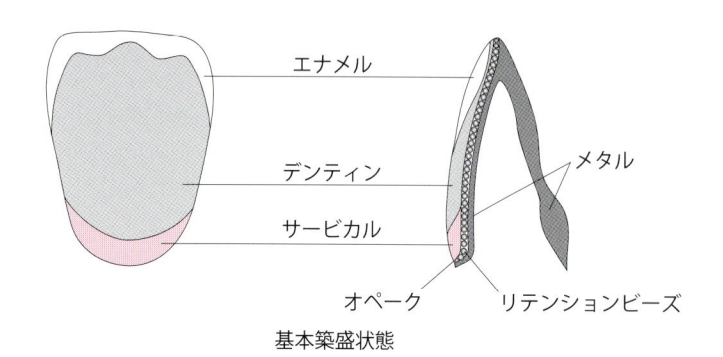

エナメル
デンティン
サービカル
メタル
オペーク
リテンションビーズ

基本築盛状態

1 オペーク色レジンの築盛

① 適量のペーストをパレットなどにとり，小筆でできるだけ薄く1層塗布する．

② 光照射器の機種に合わせた照射時間で仮重合させる．

③ ①，②の操作を2〜3回繰り返し完全に金属色を遮断する．

2 サービカル色レジンの築盛

① スパチュラを用いてシリンジから適量のペーストをとる．

② デンティン部との色調の移行を考慮しながら，歯頸部から切縁に向かって薄くなるように築盛する．

③ 光照射器の機種に合わせた照射時間で仮重合させる．

Check Point!

オペークレジンは光透過性が悪いため，一度に厚く塗布しないようにする．

❸ デンティン色レジンの築盛

① 金属フレームを作業用模型上に戻す.

> **Check Point!**
>
> 気泡を巻き込まないように注意する.

② スパチュラを用いて適量のペーストを築盛し，大まかな形態を付与する.

③ エナメル部との色調の移行を考慮し，切縁から1/3程度までは薄めに築盛する.

④ 小筆などで指状構造を付与しながら，移行的に形態を整える.

⑤ 発育溝や隆線などの立体的な表現を行う.

⑥ 光照射器の機種に合わせた照射時間で仮重合させる.

❹ エナメル色レジンの築盛

① スパチュラを用いてシリンジから適量のペーストをとる.

> 気泡の混入に注意する．特に指状構造の窪んだ部分には気泡を巻き込みやすいので，気泡を押しつぶすように築盛する.

② 切縁から歯頸部方向に薄く延ばすように築盛する.

③ 歯冠外形よりやや大きめに盛り上げる.

> 硬質レジンは重合による寸法変化がごくわずかなので，必要以上に大きく築盛しない.

> レジンと金属フレームとの移行部は，レジンが金属フレームを少し覆う程度とする.

❺ 重 合

光照射器の機種に合わせた照射時間で最終重合する.

Ⅲ 前装冠
a レジン前装冠

⑩ 形態調整

① タングステンカーバイドバー（#　　　）を用いて，大まかな歯冠外形を整える．

② 鉛筆で隆線などを印記しながら歯冠外形を調整する．

③ シリコーンポイントを用いて金属とレジンの移行部を調整する．

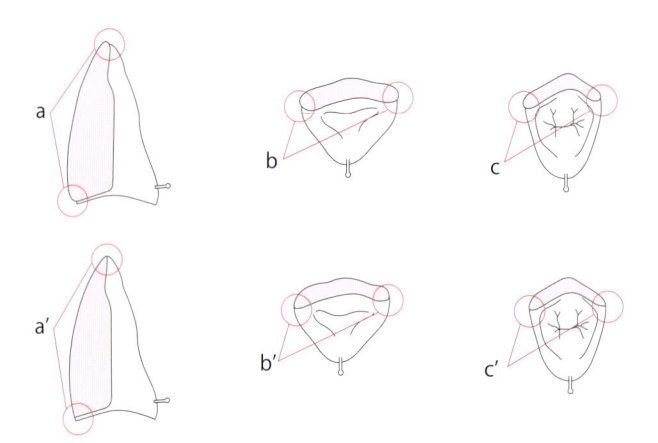

> **Check Point!**
>
> レジンのほうが削れやすいので注意する．
>
> レジンが金属にオーバーラップしないように調整する．

○印の部分（a, b, c）が図のように丸く盛り上がったような形態は，ワックスアップのときに描いた歯冠外形とは異なるものである．
　a'，b'，c'部のように金属とレジンが適正に移行すれば，歯冠外形はもとよりプラークの停滞，食片の残渣を防止できる

④ カーボランダムポイントを用いて，唇・頬側面溝，横溝を付与する．

⑤ ドレッシングしたカーボランダムポイント（#　　　）を用いて細かな各隆線，溝を正確に付与する．

⑥ ペーパーコーン，シリコーンポイントを用いて，表面を仕上げる．

> 細部がみえにくいときは，光に対する作業用模型の方向を変えることにより表面性状の影ができ，縦と横の溝を分けて観察できる．

⑪ 研 磨

① レーズに硬毛ブラシをつけ，磨き砂を用いて唇・頬側面全体が平滑になるよう軽く磨く．

② 金属部分も同様に，硬毛ブラシと磨き砂を用いてレーズ研磨を行う．

③ ロビンソンブラシとレジン専用つや出し材を用いて唇・頬側面を研磨し，バフを用いて金属フレームを含む最終仕上げ研磨を行う．

④ バフとつや出し材を用いて，金属部の仕上げ研磨を行う．

⑫ 試 適

「Ⅰ 全部金属冠」の製作方法に準ずる．

Check Point!

唇・頬側面の立体的表現を削り落とさないようにする．

レーズは回転を低速にし，回転方向に気をつけながら用い，凹部（溝など）にブラシが接するように縦横から交互に磨く．また，常に湿潤を保ちながら磨く．

歯肉を考え，隣接部と歯頸部はよく研磨しておく．

光重合型硬質レジン

	ソリデックス（松風）	エプリコード（クラレノリタケデンタル）	プロシモ（ジーシー）	ニューメタカラーインフィス（サンメディカル）
金属表面処理（レジン築盛面）	①50μmアルミナサンドブラスト処理 ②貴金属：スズメッキ処理 　非貴金属：メタルフォトプライマーの塗布➡自然乾燥	①50μmアルミナサンドブラスト処理 ②貴金属・非貴金属：アロイプライマー＋オペークプライマー ③オペークプライマーの塗布➡自然乾燥	①50μmアルミナサンドブラスト処理 ②メタルプライマーⅡの塗布➡塗布後はただちにファンデーションオペークの塗布に移行	①50μmアルミナサンドブラスト処理 ②貴金属：スズメッキ処理 ③オペークプライマーの塗布➡自然乾燥
オペーク	①プライマーペーストを小筆で1層塗布➡1分間予備重合 ②オペークペーストを小筆でできるだけ薄く1層塗布➡3分間予備重合 ③②の操作を2〜3回に分けて完全に金属色を遮断	①各オペークレジンを小筆でできるだけ薄く1層塗布➡1分30秒間予備重合 ②①の操作を2〜3回に分けて完全に金属色を遮断	①ファンデーションオペークを小筆で1層塗布➡1分間予備重合 ②オペークペーストを小筆でできるだけ薄く1層塗布➡3分間予備重合 ③②の操作を2〜3回に分けて完全に金属色を遮断	①オペークベースを小筆で1層塗布➡30秒間予備重合 ②オペークトップを小筆でできるだけ薄く1層塗布➡1分30秒間予備重合 ③②の操作を2〜3回に分けて完全に金属色を遮断
サービカル	①シリンジから適量のペーストをスパチュラで採取 ②気泡を巻き込まないように注意し，デンティン部との色調の移行を考慮しながら，歯頸部から切縁に向かって薄くなるように築盛➡1分間予備重合	①シリンジから適量のペーストをスパチュラで採取 ②気泡を巻き込まないように注意し，デンティン部との色調の移行を考慮しながら，歯頸部から切縁に向かって薄くなるように築盛➡20秒間予備重合	①シリンジから適量のペーストをスパチュラで採取 ②気泡を巻き込まないように注意し，デンティン部との色調の移行を考慮しながら，歯頸部から切縁に向かって薄くなるように築盛➡30秒間予備重合	①シリンジから適量のペーストをスパチュラで採取 ②気泡を巻き込まないように注意し，デンティン部との色調の移行を考慮しながら，歯頸部から切縁に向かって薄くなるように築盛➡30秒間予備重合
デンティン	①金属フレームを作業用模型上に戻す ②シリンジから適量のペーストをスパチュラで採取 ③スパチュラで大まかな形態を付与 ④小筆などで指状構造を付与➡1分間予備重合	①金属フレームを作業用模型上に戻す ②シリンジから適量のペーストをスパチュラで採取 ③スパチュラで大まかな形態を付与 ④小筆などで指状構造を付与➡20秒間予備重合	①金属フレームを作業用模型上に戻す ②シリンジから適量のペーストをスパチュラで採取 ③スパチュラで大まかな形態を付与 ④小筆などで指状構造を付与➡30秒間予備重合	①金属フレームを作業用模型上に戻す ②シリンジから適量のペーストをスパチュラで採取 ③スパチュラで大まかな形態を付与 ④小筆などで指状構造を付与➡30秒間予備重合
エナメル	①シリンジから適量のペーストをスパチュラで採取 ②切縁寄り1/3に築盛	①シリンジから適量のペーストをスパチュラで採取 ②切縁寄り1/3に築盛	①シリンジから適量のペーストをスパチュラで採取 ②切縁寄り1/3に築盛	①シリンジから適量のペーストをスパチュラで採取 ②切縁寄り1/3に築盛
最終重合	3分間最終重合	3分間最終重合	3分間最終重合	1分30秒間最終重合

注：予備重合・最終重合の時間は，各メーカーの重合器を使用した場合のものである．機種により光の強度や照射条件が異なるため，表中の照射時間を守る．

歯冠用硬質レジン（ハイブリッド系）

	エステニア（クラレノリタケデンタル）	グラディア（ジーシー）	セラマージュ（松風）
金属表面処理（レジン築盛面）	① 50μmアルミナサンドブラスト処理➡2分間超音波洗浄 ② 貴金属：スズメッキ処理 ③ オペークプライマーの塗布➡自然乾燥（30秒間）	① 50μmアルミナサンドブラスト処理 ② メタルプライマーⅡの塗布➡塗布後はただちにファンデーションオペークの塗布	① アルミナサンドブラスト処理 ② メタルリンクの塗布 ③ 乾燥後，プレオペークを筆で薄く1層塗布➡1分間光重合
オペーク	① 各オペークレジンを小筆でできるだけ薄く1層塗布➡1分30秒間予備重合 ② ①の操作を2～3回に分けて完全に金属色を遮断	① ファンデーションオペークを小筆に1層塗布➡1分間予備重合 ② マージン部に1mm程度の幅でマージンオペークを塗布➡1分間予備重合 ③ オペークペーストを小筆でできるだけ薄く1層塗布➡1分間予備重合 ④ ③の操作を2～3回に分けて完全に金属色を遮断	① 各オペークレジンを小筆でできるだけ薄く1層塗布➡3分間光重合 ② ①の操作を2～3回に分けて完全に金属色を遮断
サービカル	① シリンジから適量のペーストをスパチュラで採取 ② 気泡を巻き込まないように注意し，デンティン部との色調の移行を考慮しながら，歯頸部から切縁に向かって薄くなるように築盛➡10秒間予備重合	① シリンジから適量のペーストをスパチュラで採取 ② 気泡を巻き込まないように注意し，デンティン部との色調の移行を考慮しながら，歯頸部から切縁に向かって薄くなるように築盛➡10秒間予備重合	① シリンジから適量のペーストをスパチュラで採取 ② 気泡を巻き込まないように注意し，デンティン部との色調の移行を考慮しながら，歯頸部から切縁に向かって薄くなるように築盛
デンティン	① 金属フレームを作業用模型上に戻す ② シリンジから適量のペーストをスパチュラで採取 ③ コアを参考にしながら，あとで築盛するエナメルのスペースを考慮して築盛 ④ 必要に応じて指状構造を付与➡10秒間予備重合	① 金属フレームを作業用模型上に戻す ② シリンジから適量のペーストをスパチュラで採取 ③ コアを参考にしながら，あとで築盛するエナメルのスペースを考慮して築盛 ④ 必要に応じて指状構造を付与➡10秒間予備重合	① 金属フレームを作業用模型上に戻す ② シリンジから適量のペーストをスパチュラで採取 ③ スパチュラで大まかな形態を付与 ④ 小筆などで指状構造を付与➡1分間予備重合
エナメル	① 切縁から歯頸部側1/2に向かって徐々に薄くなるように築盛 ② 小筆で細部の形態やペースト移行部の形態を修整 ③ 表面の重合不足を防ぐため，表層にエアバリアペーストを塗布	① 切縁から歯頸部側1/2に向かって徐々に薄くなるように築盛 ② 小筆で細部の形態やペースト移行部の形態を修整➡10秒間予備重合 ③ 表面の重合不足を防ぐために，表層にエアバリアペーストを塗布	① 切縁から歯頸部側1/2に向かって徐々に薄くなるように築盛 ② 小筆で細部の形態やペースト移行部の形態を修整➡1分間予備重合 ③ レジン表面の重合不足を防ぐため，表層にオキシバリアを塗布
最終重合	5分間最終重合	3分間最終重合	3分間最終重合
加熱重合	① 100～110℃で15分間加熱重合 ② 重合後，エアバリアペーストを流水下で除去	なし	なし

注：予備重合・最終重合の時間は，各メーカーの重合器を使用した場合のものである．機種により光の強度や照射条件が異なるため，表中の照射時間を守る．

Ⅲ 前装冠

b 陶材焼付金属冠

〔実習の概要〕

陶材焼付金属冠は一般に「メタルボンドクラウン」とよばれており，金属冠（陶材焼付用金属）の表面に陶材（焼付用陶材）を溶着して製作する全部被覆冠である．金属の強さと陶材の審美性を兼ね備えるように考えられたもので，咬合圧が加わる部分や鉤歯，ブリッジのケースなどにも応用できる．
ここでは，その製作方法を習得する．

● 使用材料
（1）石膏
（2）ダウエルピン
（3）パラフィンワックス
（4）セメントスペーサー
（5）分離剤　a. 石膏分離剤　b. ワックス分離剤　c. 陶材分離剤
（6）石膏表面硬化処理材
（7）インレーワックス
（8）咬合紙
（9）スプルー線（ワックス線，レジン線，金属線）
（10）界面活性剤
（11）高温鋳造用埋没材，専用液
（12）焼付用金属
（13）酸処理材
（14）陶材
（15）蒸留水，陶材用専用液
（16）ティッシュペーパー
（17）ガラスビーズ，アルミナ
（18）磨き砂

● 使用機器
（1）スパチュラ
（2）ラバーボウル
（3）バイブレーター
（4）モデルトリマー，センタートリマー
（5）技工用ノギス
（6）ダウエルピン植立専用バー
（7）ガラス板
（8）石膏ノコギリ
（9）鉛筆，色鉛筆
（10）デザインナイフ
（11）咬合器
（12）ワックス形成器
（13）彫刻刀
（14）鋳造機，鋳造リング，リングライナー
（15）電気炉
（16）ブローパイプ
（17）石膏鉗子
（18）メジャリングデバイス
（19）サンドブラスター
（20）陶材用筆・スパチュラ，専用インスツルメント
（21）陶材用パレット
（22）コンデンス用小槌
（23）ロッキングツィーザー（止血鉗子）
（24）焼成炉
（25）切削・研磨器具※
（26）超音波洗浄器，スチームクリーナー

※切削・研磨器具については，p. 1 参照．

III 前装冠
b 陶材焼付金属冠

〔製作順序〕

① 作業用模型の製作

「I　全部金属冠」の製作方法に準ずる．

② 咬合器装着

「I　全部金属冠」の製作方法に準ずる．

③ ワックスアップ

金属フレームを製作するためのワックスアップを行う．
インレーワックスで最終歯冠形態を付与する．

④ 窓開け

1. 窓開け操作で特に留意する点

① 窓開け部のワックスの厚さが 0.3 mm 以下にならないようにする．

② 陶材の築盛層が 1.2〜2.0 mm の均等な厚さになるようにする．

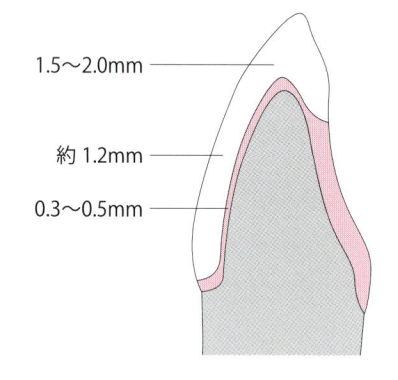

- 1.5〜2.0 mm
- 約 1.2 mm
- 0.3〜0.5 mm

> **Check Point!**
>
> 臨床では，作業用模型の製作は，個人トレー製作，印象採得に続いて行われる．
>
> 唇側面細部の再現は必要ない．
>
> 唇側面コアを採得する．

Check Point!

③ サポーティングエリアは全体的にゆるやかな面とし，鋭角な部分をつくらないようにする．

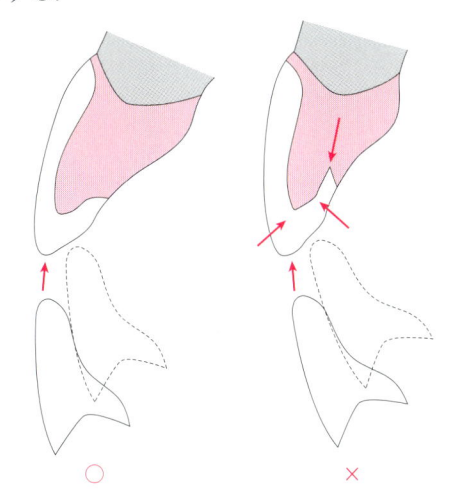

④ 陶材と金属の移行部であるバットジョイント部では，両者が直角に近い角度で交わるようにする．

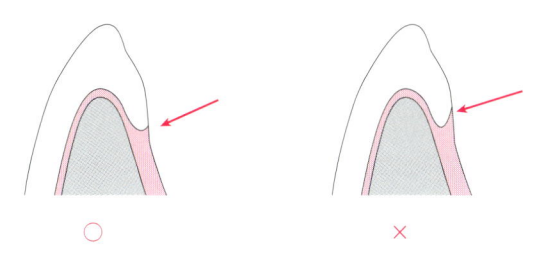

⑤ 咬頭嵌合位における対合歯との接触部は，バットジョイント部を避ける．

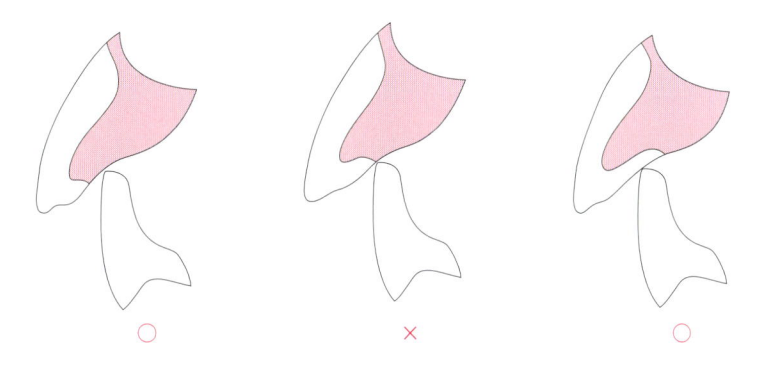

⑥ 隣接面の接触点は陶材で回復するようにする．

⑦ 窓開け時に変形のおそれがあるため，唇側の歯頸部だけはワックスをやや厚めに残し，鋳造後に適切な厚さに削除する．

Ⅲ 前装冠
b 陶材焼付金属冠

2. 窓開け操作の手順

① 切縁部を削除する．

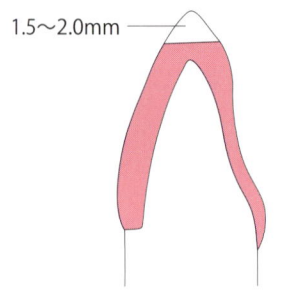

1.5〜2.0mm

Check Point!
ワックスパターンの変形をきたさないよう，鋭利なデザインナイフで削除する．

② 近遠心隅角部，歯頸部，唇側面，舌側面を削除する．

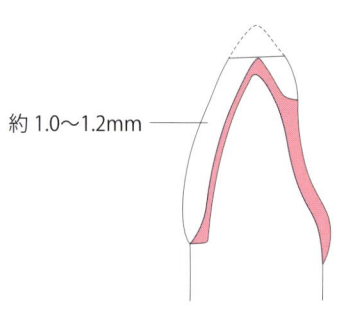

約 1.0〜1.2mm

③ 隣接面を削除する．

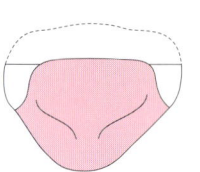

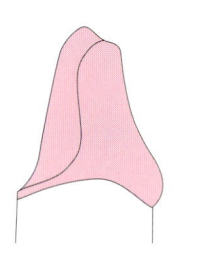

窓開けの完了したワックスパターン

④ 陶材築盛時やコンデンス時に金属フレームを保持するために舌側面歯頸部隣接面寄りにノブをつける．

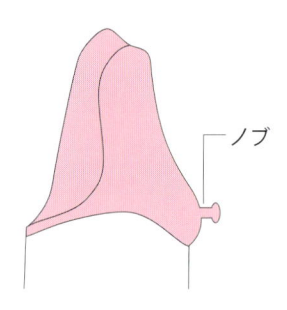

ノブ

口腔内に一定期間仮着して経過観察することがあるため，ノブは咬合や舌運動の妨げにならないように舌側歯頸部隣接面寄り（舌側鼓形空隙領域）につける．

Check Point!

ホットスポットを避けるため切縁部（頂点）には植立しない．

5 スプルー線の植立，ベントの付与

1 スプルー線の植立

溶湯がスムーズに流れる位置にスプルー線を植立する．

スプルー線の太さ（　　　mm）

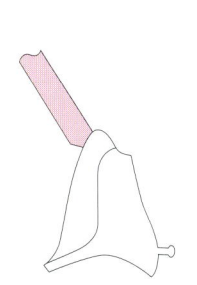

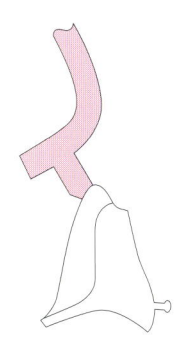

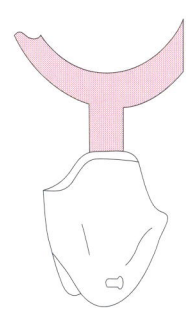

スプルーイングの種類

2 ベントの付与

湯回り不良を防止するための通気孔としてベントを付与する．

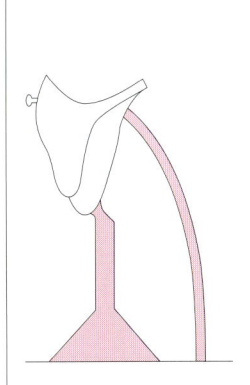

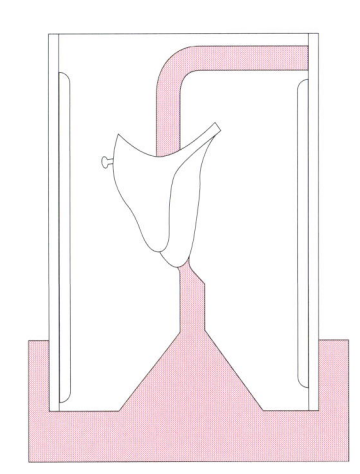

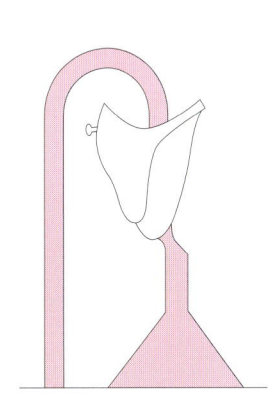

⑥ 埋没，鋳造

1 埋没

① 鋳造リング内にリングライナーを裏層する．

② 埋没材，専用液を必要量とって，練和する．
　　埋没材【　　　　　】（　　　　）g，混液比（　　　　）
　　真空練和時間（　　　）秒

（例）ベルベティ（松風）
　　　粉末100 gに対して液20 ml
　　　真空練和時間　約30秒

③ ワックスパターンを変形させないように歯型より抜き取り，円錐台に植立する．

④ ワックスパターンに界面活性剤を塗布する．

⑤ 真空練和して脱泡した埋没泥を，バイブレーター上でワックスパターンの内面に注意深く塗布し，その後，鋳造リング内に埋没泥を注入する．

2 鋳造リングの乾燥，加熱

① 埋没後，最低30〜40分間は静置しておく．

② 鋳造リングを加熱する．

　　　　　（　　　　）時間
　0℃　　　　　　　（　　　）℃（　　　）分係留

（例）ベルベティ（松風）
　　　800℃，45分係留（ヒートショック法）

Check Point!

過不足なく鋳造リングに密着させる．

リン酸塩系埋没材と専用液（コロイダルシリカ溶液）を用い，適正混液比を守る．

界面活性剤は過剰に塗布すると面粗れ，バリ発生などの原因となるので注意する．

Check Point!

❸ 鋳 造

1. 鋳造操作で特に留意する点

① 鋳造には都市ガス（プロパンガス），酸素混合のブローパイプを用いる．

② るつぼは融解する金属の専用るつぼを用いて，使用前に電気炉で加熱する．

③ フラックス（ホウ砂）は用いない．

④ 金属は必要以上に加熱するとオーバーヒートを起こし，金属成分が変質してトラブルの原因となるので注意する．

⑤ 鋳造操作中は安全を期して断熱手袋を使用し，フュームなどの換気に注意すると同時に，サングラスで目を保護するとよい．

2. 鋳造操作の手順

「Ⅰ 全部金属冠」の製作方法に準ずる．

鋳造後は，金属フレームに傷をつけたり変形させないように注意しながら，石膏鉗子などを用いて可能なかぎり埋没材を除去する．石膏鉗子などで除去できない鋳造体の内面や，表面に強固に付着した埋没材は，サンドブラスト（ガラスビーズ）を行い完全に取り除く．

III 前装冠
b 陶材焼付金属冠

7 陶材焼付面の修正

1 金属フレームの調整

① 金属フレーム内面を点検する．

② 歯型に試適し，辺縁の適合状態を確認する．

③ スプルー線とベントを切断し，切断部を修正する．

④ 陶材焼付面の形態に応じて，〈　　　　〉ポイント（#　　　），タングステンカーバイドバー（#　　　）などを用いながら，金属の厚みが0.3 mm以下にならないようにメジャリングデバイスで確認しながら修正する．

> **Check Point!**
> ポイントやバー類は焼付用金属専用のものを用いる．

2 サンドブラスト処理

① 陶材とのなじみをよくし，機械的嵌合力を増すために，（　　　　）μmのアルミナを用いて陶材焼付面にサンドブラスト処理を行う．

② 超音波洗浄器で洗浄後，ロッキングツィーザーなどで金属フレームを保持しながらスチームクリーナーで洗浄する．

> 陶材焼付面には絶対に手指で触れない．

8 ディギャッシング

陶材焼付面に残留する汚物の除去と，陶材との結合に有効な酸化膜の生成を目的として加熱処理（ディギャッシング）を行う．

	使用金属	アルミナサンドブラスト処理	洗　浄 超音波洗浄器 スチームクリーナー	加熱処理	（　　　）処理 超音波洗浄器	水　洗 超音波洗浄器
貴金属合金						
準貴金属合金						
非貴金属合金						

⑨ オペーク色陶材の築盛・焼成

1. オペークの目的

① 金属色の透過を防ぐ．

② 歯冠色陶材の色の基調となる．

③ 陶材と金属との結合を強くする．

2. オペーク色陶材の築盛・焼成手順

① オペーク色陶材を練和する．

② 練和物をごく薄く塗布し，軽くコンデンスして焼成する．

③ ふたたび必要量のオペーク色陶材をとり，薄く均一に塗布し，軽くコンデンスして焼成を行う．

3. オペーク色陶材の焼成スケジュール

乾燥（　　　）分 ├──（　　　）℃ ────── （　　　）℃──┤ （真空値　　　mmHg）
温度上昇速度（　　　）℃／分

（例）ヴィンテージMP（松風）

乾燥 5～7 分 ├── 500℃ ────── 920～940℃（2分係留）──┤ （真空値 730 mmHg）
温度上昇速度　50～55℃／分

> **■コンデンス**
>
> 陶材粒子の結合材である水を余分に含んだまま焼成すると，色調，強度，形態などにいろいろな不都合が生じる．それを防ぐには，陶材に含まれている水を急激に移動させるか，または陶材面を圧縮することにより陶材粒子間を緻密にする必要がある．このような操作をコンデンスという．コンデンス法には何種類かの方法がある．

Check Point!

陶材の練和には，蒸留水または専用液を用いる．

オペーク色陶材は下地の金属色を遮断するのに必要な最低限の厚み（0.2～0.3 mm）で十分である．より効果的に焼き付けるには2回焼成法を用いる．

金属フレームの内面や焼付面以外の部分に付着している余分なオペーク色陶材は完全に除去しておく．

指定した温度になり真空状態が解除されたら，ただちに焼成炉から引き出して放冷する．

⑩ 歯冠色陶材の築盛

1 デンティン色陶材の築盛

① デンティン色陶材を蒸留水または専用液でペースト状に練和する．

② 隣接面に陶材分離剤を塗布してある作業用模型に歯型を挿入し，正しい位置に装着されたかどうか確かめる．

③ 反対側同名歯を参考にして，歯冠形態に築盛する．

④ 歯冠形態ができたら，唇側の切縁側 1/3〜1/2 をデザインナイフなどでカットバックする．カットバックした面は筆を用いてスムーズな面に仕上げ，エナメル色陶材のスペースをつくる．

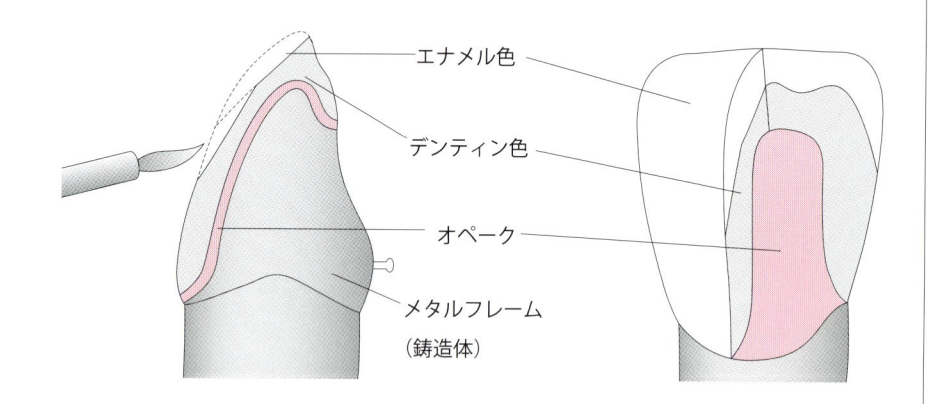

- エナメル色
- デンティン色
- オペーク
- メタルフレーム（鋳造体）

Check Point!

陶材用筆や陶材用スパチュラなどを用いて一度に多量盛り上げが容易にできるような硬さに練和する．

築盛中は陶材を乾燥させないように手早く作業する．操作中に生じる余分な水分はティッシュペーパーなどで取り除く．

デンティン色とエナメル色の境界部分の色調が自然に移行するようにスムーズな面に仕上げる．

デンティン色陶材のカットバックは 2 段階で行う．

2 エナメル色陶材の築盛

① エナメル色陶材とのなじみをよくするために，カットバックが完了したデンティン色陶材に筆を用いて少量の水分を含ませる．

② エナメル色陶材をデンティン色陶材と同等かわずかに軟らかく練和し，カットバックを行った部分に築盛する．焼成収縮を見込み約 15～20% 大きめの歯冠形態を回復する．

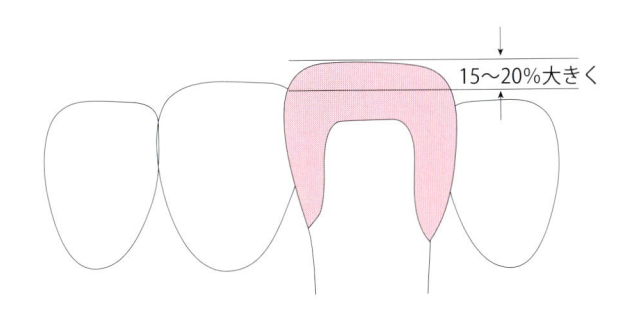

③ 模型上で必要に応じてコンデンスを行う．

④ 作業用模型から注意深く歯型を取り出し，隣接面の不足部分にエナメル色陶材またはトランスルーセント色（透明色）陶材を補足し，陶材表面を乾いた筆で滑らかにする．

⑤ 歯頸部の色調や切縁部の透明度を強調したりする場合には，サービカル色（歯頸部色）陶材またはトランスルーセント色（透明色）陶材を追加する．

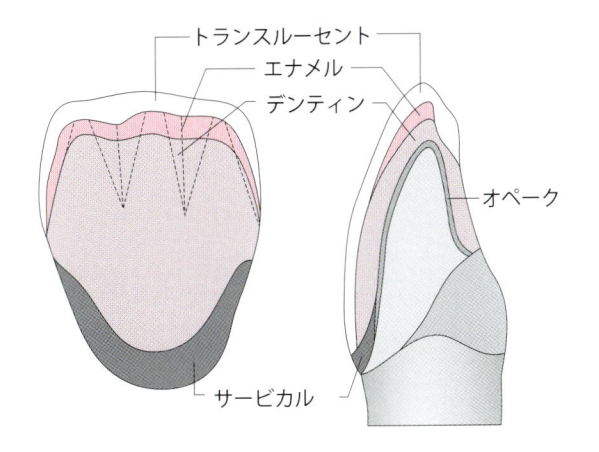

> **Check Point!**
>
> 陶材を築盛する場合は，常に乾燥しないように注意する．
>
> 金属フレームのバットジョイント部を越えて陶材を築盛すると外形不良を起こし，また後の調整が困難になるので，焼成前に筆などで取り除く．
>
> 局所的な強いコンデンスは全体の粒子間隙を不均一にし，焼成時に亀裂を生じるので，築盛時は全体に同一の湿潤状態を保ち，最終的にコンデンスを施す．
>
> コンデンスを慎重に行わないと，築盛した陶材の切縁寄りの部分が唇・頰側，舌側へかたむいたり，築盛された各陶材層が界面で混じり，所要の色調が得られなくなる．
>
> ある程度乾燥した陶材をさらにコンデンスすると，オペーク層と後で築盛したデンティン色陶材とのはがれが起こり，クラックの原因となるので注意する．

III 前装冠
b 陶材焼付金属冠

⑪ 歯冠色陶材の焼成

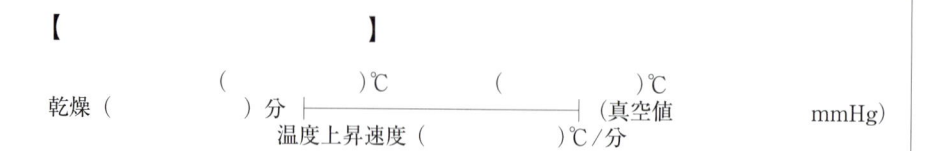

【　　　　　　　　　】

乾燥（　　　）分 ├─(　　　)℃ ────── (　　　)℃─┤（真空値　　　mmHg）
　　　　　　　　　　温度上昇速度（　　　）℃/分

（例）ヴィンテージMP（松風）

乾燥5〜7分 ├─650℃ ────── 900〜920℃─┤（真空値 730 mmHg）
　　　　　　温度上昇速度　50〜60℃/分

⑫ 追加築盛・焼成

1回目の築盛・焼成を適正に行えば追加焼成する必要はないが，焼成による収縮が大きかったり，築盛時の形態の不備などから形態的に不足な部分があるときは陶材を築盛して整える．

乾燥（　　　）分 ├─(　　　)℃ ────── (　　　)℃─┤（真空値　　　mmHg）
　　　　　　　　　　温度上昇速度（　　　）℃/分

（例）ヴィンテージMP（松風）
　　　一次焼成よりも10〜15℃低い温度で焼成

Check Point！

指定した温度になり真空状態が解除されたら，ただちに焼成炉から引き出して放冷する．

⑬ 形態調整

　形態調整は，陶材専用のダイヤモンドポイントやカーボランダムポイントなどを用いて，隣接面，咬合面および切縁，唇・頬側面の豊隆，唇・頬側面の隆線，溝の順に行う．

　形態調整が完了したら超音波洗浄器などで約5分間水中洗浄し，油や汚れなどの不純物を完全に取り除く．

> **Check Point!**
> 反対側同名歯や隣接歯の形態，歯肉との関係，対合歯との関係などを参考にする．

⑭ つや出し焼成

　つや出し焼成は大気焼成法で行う．

乾燥（　　　）分 ├─────（　　　）℃ ─── （　　　）℃ ─ （真空値　　　mmHg）
　　　　　　　　　温度上昇速度（　　　）℃/分

（例）ヴィンテージMP（松風）

乾燥5〜7分 ├───── 880〜900℃ ─── 880〜900℃ ─ （大気中）
　　　　　　　温度上昇速度　50〜60℃/分

> ステインを施す場合は，つや出し焼成と同時に行う．
>
> つや出し焼成は，研磨の程度，最終仕上げの焼成温度，焼成時間などに左右される．

⑮ 仕上げ研磨

　舌側面金属部分の仕上げ研磨を行う．

Ⅳ ブリッジ

a 臼歯部固定性ブリッジ（レジン前装ポンティック）

〔実習の概要〕

臼歯部固定性ブリッジは，臼歯部の少数歯欠損において，支台歯の支持組織が強固で支台歯となるべき歯の配置がよく負担能力が十分であるときに，支台歯にセメント合着して永久的に固定されるブリッジである．
ここでは，ワンピースキャスト法によるブリッジの製作方法を習得する．

●使用材料

(1) アルジネート印象材
(2) 固定液
(3) 石膏
(4) ダウエルピン
(5) パラフィンワックス
(6) 分離剤　a. 石膏分離剤　b. ワックス分離剤
(7) セメントスペーサー
(8) 石膏表面硬化処理材
(9) インレーワックス　a. 軟質　b. 硬質
(10) 咬合紙
(11) 界面活性剤
(12) スプルー線（ワックス線，レジン線，金属線）
(13) ランナーバー
(14) 埋没材
(15) 金属
(16) サンドブラスト材
(17) シートワックス
(18) スティッキーワックス
(19) レディキャスティングワックス
(20) ユーティリティワックス
(21) 磨き砂または専用研磨材
(22) つや出し材，レジン専用つや出し材
(23) 硬質レジン（光重合型硬質レジン）
(24) 接着剤またはワセリン
(25) リテンションビーズ

●使用機器

(1) 全顎印象用網トレー
(2) スパチュラ
(3) ラバーボウル
(4) バイブレーター
(5) モデルトリマー，センタートリマー
(6) 技工用ノギス
(7) ダウエルピン植立専用バー
(8) ガラス板
(9) 石膏ノコギリ
(10) 鉛筆，色鉛筆
(11) 彫刻刀，デザインナイフ
(12) 咬合器
(13) ワックス形成器
(14) 鋳造機，鋳造リング，リングライナー
(15) 電気炉
(16) ブローパイプ
(17) 石膏鉗子
(18) メジャリングデバイス
(19) サンドブラスター
(20) 筆または綿球
(21) パレット
(22) ロッキングツィーサー（止血鉗子）
(23) 光照射器
(24) 切削・研磨器具※
(25) 超音波洗浄器またはスチームクリーナー

※切削・研磨器具については，p. 1 参照

Ⅳ ブリッジ
a 臼歯部固定性ブリッジ（レジン前装ポンティック）

〔製作順序〕

① 研究用模型の製作

① 上下顎マスター模型を点検する．

② 全顎印象用網トレーを用いてアルジネート印象を行う．

③ 印象面を点検する．

④ 固定操作後，水洗し，過剰な水分は除去する．

⑤ 硬質石膏を注入する．

⑥ 模型を調整して研究用模型とする．

② プロビジョナルレストレーションの製作

　ブリッジの製作に先だってプロビジョナルレストレーションを製作し，口腔内に装着しておく必要がある．

　製作方法については，「V-b　プロビジョナルレストレーション（ブリッジ）」（p.85）参照．

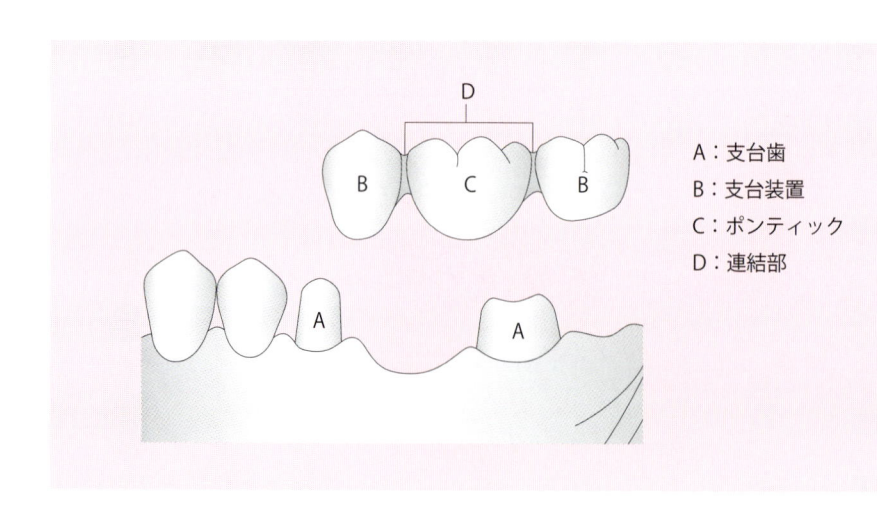

Check Point!

臨床においては，初診時概形印象より研究用模型を製作する．

A：支台歯
B：支台装置
C：ポンティック
D：連結部

Check Point!	**③ 一次石膏注入**
印象の再現性，変形の有無を確認する．	① 石膏を必要量とり，標準混水比で練和する． 〈　　　　　〉石膏（　　　）g，W/P =（　　　） 練和時間（　　　）秒
石膏は一方向から注入し，気泡を入れないように注意する．欠損部は薄くなりやすいので注意する．	② 印象の歯肉頰移行部を目安に石膏を注入する． 石膏注入量：支台歯頸部より（　　　）mm
石膏注入後45分以上放置した後，印象から取り出す．	③ 石膏硬化後，印象から取り出し，気泡など不都合がないか確認する．
欠損部は割れやすいのでモデルトリマーに強く当てすぎないようにする．	④ モデルトリマーを用いて，模型基底面が咬合平面と平行になるように削除する． 模型基底面：支台歯頸部より（　　　）mm
欠損部は破損しやすいので慎重に削る．	⑤ 上顎模型の場合は，口蓋部分をセンタートリマーまたはタングステンカーバイドバーで削除する．

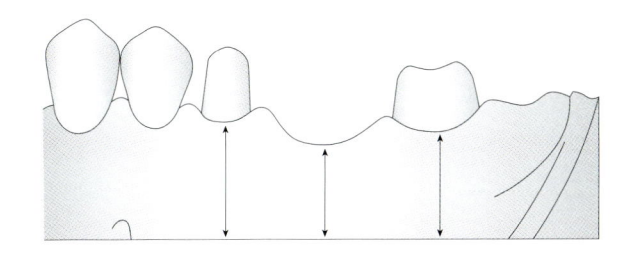

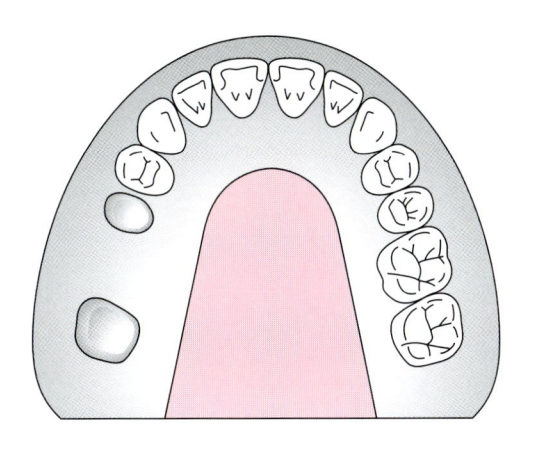

IV ブリッジ
a 臼歯部固定性ブリッジ（レジン前装ポンティック）

④ 対合歯列模型の製作

「I　全部金属冠」の製作方法に準ずる．

⑤ ダウエルピンの植立

1 ダウエルピン植立位置の設計

支台歯の近遠心的，頬舌的中央に，基底面と垂直に植立する．2本の支台歯は一体として着脱できる方向，位置に設計する．ケースによっては隣接歯および欠損部も着脱できるようにする．

2 ダウエルピン植立用穴あけ，ダウエルピンの植立

「I　全部金属冠」の製作方法に準ずる．

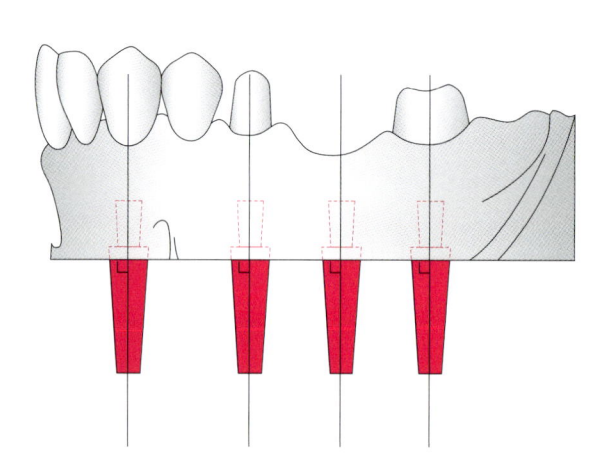

⑥ 回転防止溝および維持溝の付与

「I　全部金属冠」の製作方法に準ずる．

⑦ 二次石膏注入

「I　全部金属冠」の製作方法に準ずる．

Check Point!

調整箇所がブリッジの近遠心にある場合にはどちらか一方ずつを調整できるように，両隣接歯を可撤できる作業用模型を製作したほうがよい．

支台歯の平行性がない場合，ワンピースキャスト法ではワックスパターンの変形が起こりやすくなる．

8 歯型の分割およびトリミング

1 歯型の分割

「Ⅰ 全部金属冠」の製作方法に準ずる．ただし，欠損部の歯間乳頭部頂点は極力残すように分割する．

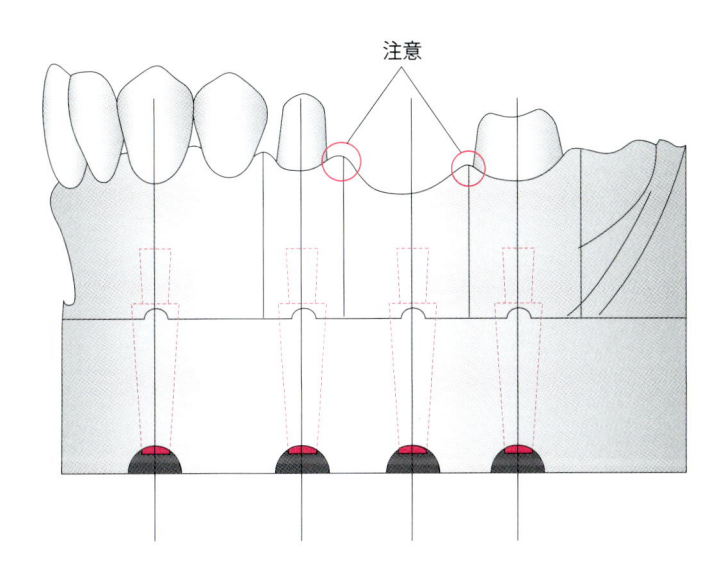

> **Check Point!**
> 欠損部の歯冠乳頭部頂点の形状は連結部およびポンティックの形態に深く関係する．

注意

2 歯型のトリミング

「Ⅰ 全部金属冠」の製作方法に準ずる．

9 咬合器装着

「Ⅰ 全部金属冠」の製作方法に準ずる．ただし，上下顎の嵌合状態が不安定になることもあるので，咬頭嵌合位の再現およびその固定には十分配慮する．

> 下顎位，咬合高径の再現にはワックスバイトまたはマッシュバイトを用いるとよい．

🔟 ワックスアップ

1 支台装置のワックスアップ

以下の点に留意しながら,「Ⅰ 全部金属冠」の製作方法に準じて行う.

① 咬頭嵌合位での接触は面接触を避け,点接触とする.

② 咬合圧を歯軸方向へ伝達するような接触関係を与え,できるだけ側方圧を避ける.

③ 咬合面は咬頭を鋭利にしたりスピルウェイ(通路)を確実に付与して咀嚼能率を高め,支台歯の歯根膜への咬合圧の負担軽減を考慮した形態を与える.

> 形態はアングルカービングまでとする(p.15参照).

④ 辺縁隆線は隣接歯の辺縁隆線の高さにそろえて丸みのある形態にする.

> 欠損側の辺縁隆線の高さは対合関係を考慮して決める.

2 ポンティックのワックスアップ

1. 歯冠外形の回復

① 欠損部粘膜面のポンティック基底面に相当するところにワックス分離剤を薄く塗布する.

> ポンティックは,支台装置以上に咬合圧による過重負担を軽減する必要があるため,両側支台装置の直線上に配置する.

② パラフィンワックスまたはシートワックスを欠損部粘膜面に圧接する.

③ 棒状のインレーワックスを軟化して欠損歯大の塊をつくり,欠損部に強く圧接して基底部が欠損部の歯槽に安定してのるようにする.

> ポンティック粘膜面は滑沢にし,歯槽を広く覆うように鞍状型とする.

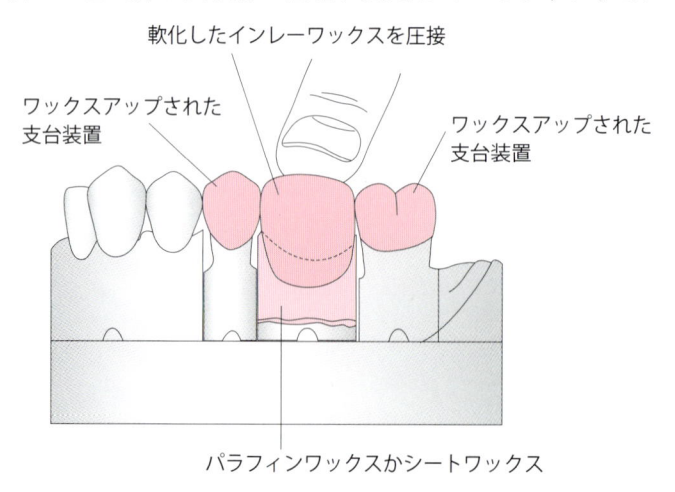

軟化したインレーワックスを圧接

ワックスアップされた支台装置

ワックスアップされた支台装置

パラフィンワックスかシートワックス

Check Point!

咬合圧による過重負担を避けるため、咬合面は天然歯頰舌径の約2/3ほどにする。このとき、対合歯および支台装置に側方圧がかからないように配慮する。

基底面はまだ鞍状型を残し、下部鼓形空隙は作業用模型上で可能な限り調整する。

④ 咬合面部は対合歯と接触しないように、両側支台装置の欠損側辺縁隆線よりも低くなるように余剰のワックスを削除する。

⑤ ④の注意事項に配慮しながら、対合関係および支台装置の位置関係などに注意してワックスを盛り上げ、咬頭、辺縁隆線、窩などのおおよその位置や高さを決める。

⑥ 頰・舌側面の豊隆は支台装置よりもやや小さくし、隣接面は支台装置との接触部をやや大きく残して、上部鼓形空隙、下部鼓形空隙、頰側鼓形空隙、舌側鼓形空隙を調整する。

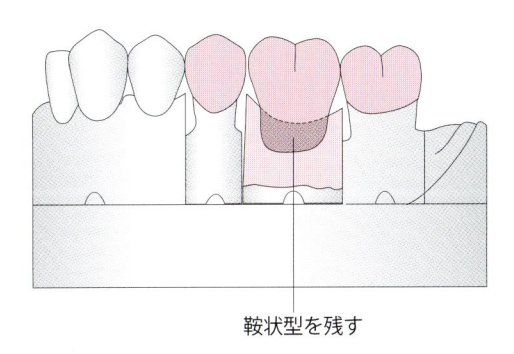

鞍状型を残す

ポンティックはA・Bコンタクト、またはB・Cコンタクトにする。

食物残渣が停滞しないように、また上下顎接触面積を縮小するためにスピルウェイ（通路）を付与する。

ポンティックと支台装置は、連結部で必ず接触した状態にしておく。

⑦「Ⅰ　全部金属冠」の製作方法に準じて咬合面部を完成させる。このとき、支台装置とポンティックの連結部を切り離し、支台装置辺縁部の調整も行う。

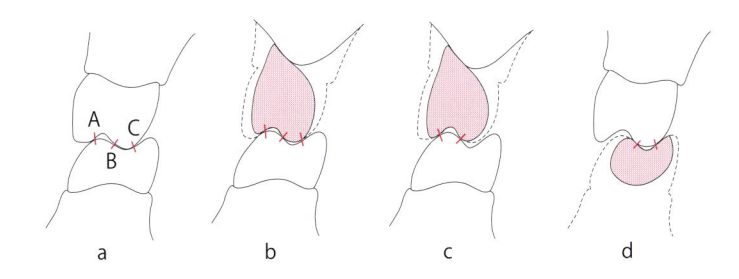

a：天然歯における接触関係（A・B・Cコンタクト）
b：頰舌径を2/3ぐらいにして負担軽減
c：A・Bコンタクトにして負担軽減
d：B・Cコンタクトにして負担軽減

IV ブリッジ
a 臼歯部固定性ブリッジ（レジン前装ポンティック）

2. 基底面の修正

① 頬側は粘膜とT字型または長楕円型で軽く接触するようにし，歯槽頂を境として舌側は粘膜面から少しずつ離れるように丸みをもたせて自然移行させる．近遠心的には基底面中央が触れ，隣接部に向かってしだいに離れるようにして歯間空隙に移行させる．

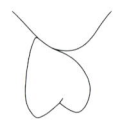

リッジラップ型

頬舌的断面形態

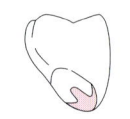

粘膜面接触形態（T字型）

Check Point!
鞍状型にならないように注意する．

② 基底面全体を凸面になるように形成し，自浄性がよく，清掃が容易で不潔にならない形態および表面性状に仕上げる．

3. 頬側面の窓開け

① 外形線を記入する．

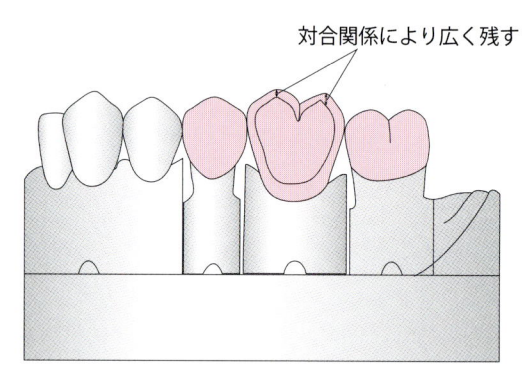

対合関係により広く残す

咬合面寄りの外形線は下顎では幅広く残す．
外形線の位置
上顎
　各咬頭より 0.5 mm 程度
　歯頸部より 0.5 mm 程度
下顎
　各咬頭より 1.5～2.0 mm
　歯頸部より 1.0～1.5 mm

② 頬側面を鋭利なバーで削り，空洞をつくる．咬合面のワックスは厚く残し，近遠心鼓形空隙部，基底面の立ち上がりのワックスは十分に外形を残しておく．

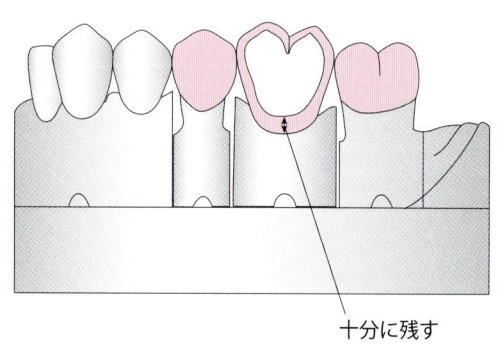

十分に残す

ラウンドバー＃8を一枚刃に加工し，回転数に注意して行う．

③ 空洞部にレジンを填入するため，その維持としてレディキャスティングワックスで支柱を立てる．

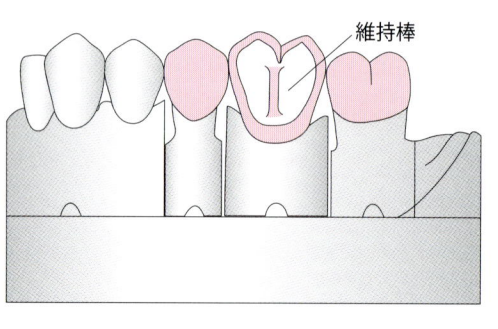

維持棒

窓開け部分のワックスの厚みはできるだけ均等に残す．

レディキャスティングワックス【　　　　　　】

③ 連結部の製作

① 支台歯および支台装置を歯列模型に戻し，浮き上がってないか確認する．

Check Point!

咬合関係も確認する．

② ポンティックを歯列模型欠損部の正確な位置へ戻す．

連結部は咬合面寄り1/2以内の厚み，頰舌径の1/2〜1/3の幅とし，咬合圧に耐えられるだけの強度を与える．

③ 一方の支台装置とポンティックの連結部を指でよく固定し，融解したワックスを少量流して冷却させる．

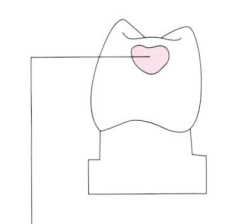

断面形態は逆三角形の角を丸くした形とし，強度的に十分に考慮した厚みと幅を保つこと

支障がないかぎり鼓形空隙を広くし，食片の溢出を容易にして自浄性と清掃性を高め，歯間乳頭を保護する形態にする．

④ 他方の支台装置とポンティックの連結部を指でよく固定し，融解したワックスを少量流して冷却させる．

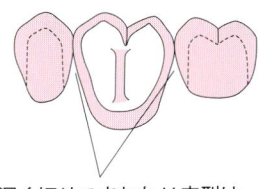

深く切りこまれた V 字型は清掃性が悪い

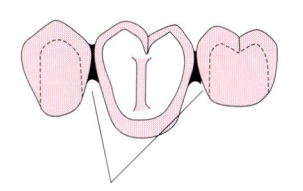

なめらかな U 字型は自浄性，清掃性がよい

⑤ 咬合器を閉じ，もう一度咬合関係を確認する．

カットの幅はろう付け間隙に関係するので注意する．

⑥ ろう付け法で行う場合は，一方の連結部を切り離す．

⑪ スプルー線の植立

〈ワンピースキャスト法の場合〉

　鋳造体の適合精度および鋳造欠陥の防止を考慮して植立を行う．ランナーバーを用いてスプルーイングを行い，湯だまりやチルメタルをつける．

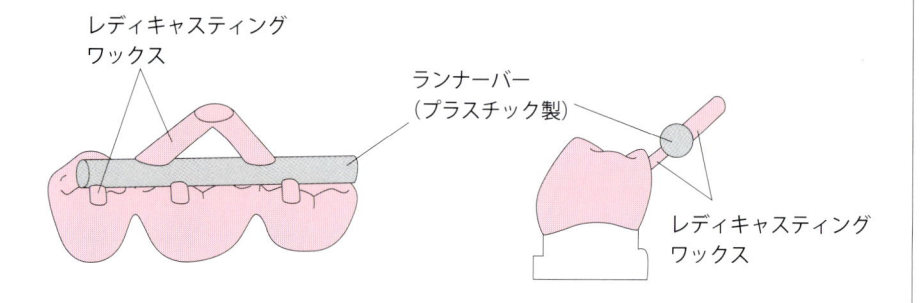

> ランナーバーはプラスチック製がよい．

〈ろう付け法の場合〉

「Ⅰ　全部金属冠」の製作方法に準ずる．

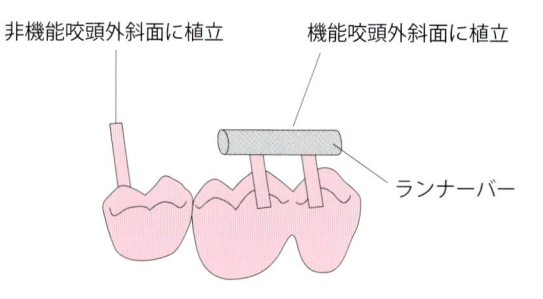

> 前装部にスプレー植立が困難な場合は，できるかぎり咬合に影響しない機能咬頭外斜面に植立する．

⑫ 埋没，鋳造

「Ⅰ　全部金属冠」の製作方法に準ずる．

　ワンピースキャスト法では鋳造用リングの大きさ，リングライナーの使用条件，埋没材の混水比などの操作・選択に注意をはらい，ワックスパターンを歯列模型および歯型から取り出すときに変形させないように注意する．

> 鋳造体をリングの熱中心からはずす．

⑬ 歯列模型，歯型への試適

① 鋳造体を観察し，内面のチェックを行う．

② 歯列模型，歯型に試適し，辺縁の適合状態を確認する．

③ スプルー線を切断し，切断部を修正する．

⑭ 隣接面接触点および咬合の調整

❶ 隣接面接触点の調整

ポンティック基底部の接触状態を観察しながらシリコーンポイントで軽く調整し，歯列模型にゆっくり挿入する．

❷ 咬合の調整

ワックスアップ時における注意事項を参考にしながら，咬頭嵌合位および偏心位での早期接触，咬頭干渉など咬合力負担のアンバランスを生じさせる接触を完全に取り除く．

※ろう付け法の場合は，この後にろう付けを行う（p.68〜70参照）．

⑮ 研 磨

「Ⅰ 全部金属冠」の製作方法に準ずる．特に連結部およびポンティック基底面については清掃性，自浄性を考慮して十分に研磨する．

⑯ レジン前装

「Ⅲ-a レジン前装冠」の製作方法に準ずる．

⑰ 試 適

「Ⅰ 全部金属冠」の製作方法に準ずる．

Check Point!

ポンティック基底部も1歯ずつ確実にチェックする．

オーバーラップに注意する．無理な力で押し込まない．ローリング，ピッチングに注意する．

IV ブリッジ
a 臼歯部固定性ブリッジ（レジン前装ポンティック）

ろう付け法

1. 前準備

① ろう付け部はブリッジの連結部に相当するので，ろう付け面積はできるだけ広く設定する．

② ろう付け面として，新生面を出す．

③ ろう付け間隙は，0.05〜0.3 mm ぐらい離しておく．

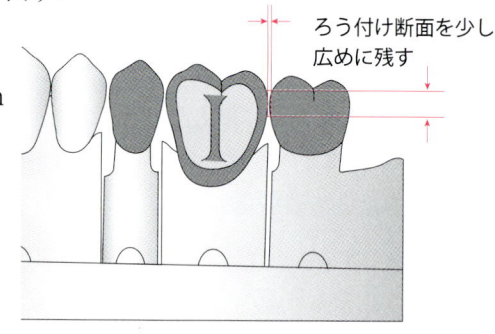

> ろう付け部の厚みは歯冠長の咬合面寄り1/2，幅は頰舌径の1/2〜1/3とする．

2. ろう付けの手順

〈咬合面コアを採得する場合〉

① 作業用模型上でろう付け部にパラフィンワックスを流し，その上をスティッキーワックスで強固に仮着する．

② ユーティリティワックスで，咬合面寄り1/3をボクシングする．

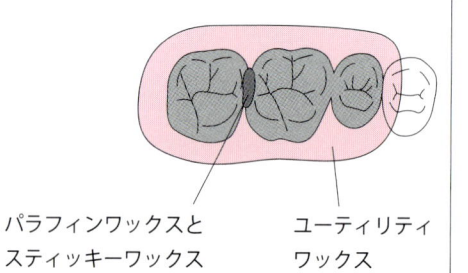

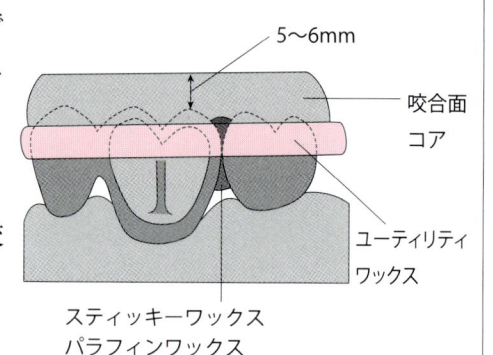

③ ボクシング上に普通石膏を5〜6 mm盛り上げ，スパチュラで上面を平らにして咬合面コアを採得する．

④ 石膏硬化後，作業用模型から咬合面コアを取り出す．

⑤ 採得された咬合面コアに正確に鋳造体を戻し，スティッキーワックスで仮着する．

⑥ ろう付け部をパラフィンワックスで埋めて，さらにフレームウェイ（炎の通るところ）製作のためにレディキャスティングワックスを取りつける．

> できるだけアンダーカットをつくらないようにする．

> 咬合面コアにアンダーカットがあるときは削り取っておく．

Check Point!

⑦ 幅約20mmのパラフィンワックスでボクシングを行い，埋没材の高さが5～7mm，鋳造体とパラフィンワックスとの間隙が約5mmになるようにする．

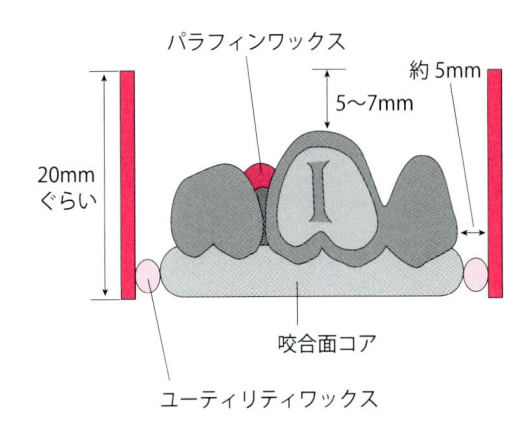

（図：パラフィンワックス，5～7mm，20mmぐらい，約5mm，咬合面コア，ユーティリティワックス）

支台装置のろう付け部側の辺縁部は埋没材で少し覆い，支台装置内面に十分に埋没材をつめる．

ワックスを残留させないように注意する．

⑧ ろう付け用埋没材を注入し，ブロックを完成させる．

⑨ ろう付け用埋没材硬化後，ワックスを熱湯で完全に洗い流し，フレームウェイを確実にするために，頰・舌側の埋没材をV字型にカットする．

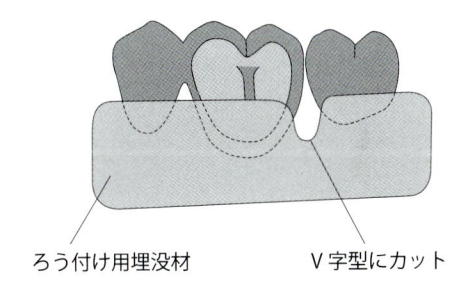

（図：ろう付け用埋没材，V字型にカット）

⑩ 鋳造体とろう付け用埋没材がまだ温かいうちに，少量のフラックスをろう付け部に塗る．

⑪ ブロックの水分が完全になくなるまで乾燥させ，500℃を超えない程度まで電気炉で加熱する．

⑫ 温度上昇後，ブロックを電気炉からろう付け作業台へ取り出し，すばやくフラックスを塗ってろうをろう付け部におく．

⑬ 還元炎を用いてブロック全体を加熱し，ろうをすみやかに流す．

⑭ ろう付け後は，室温まで放冷する．

⑮ 放冷後，ろう付け用埋没材を除去し，フラックス，酸化膜をサンドブラスト処理および酸処理により除去する．

⑯ 作業用模型に試適し，ろう付け部（連結部）の調整を行う．

Ⅳ ブリッジ
a 臼歯部固定性ブリッジ（レジン前装ポンティック）

〈咬合面コアを採得しない場合〉

　作業用模型に鋳造体を正確に戻して，使い古しのスチールバーなどに固定し，ろう付け部をスティッキーワックスとパラフィンワックスあるいは常温重合レジンで仮着する．

　以降は，〈咬合面コアを採得する場合〉の⑥〜⑯参照．

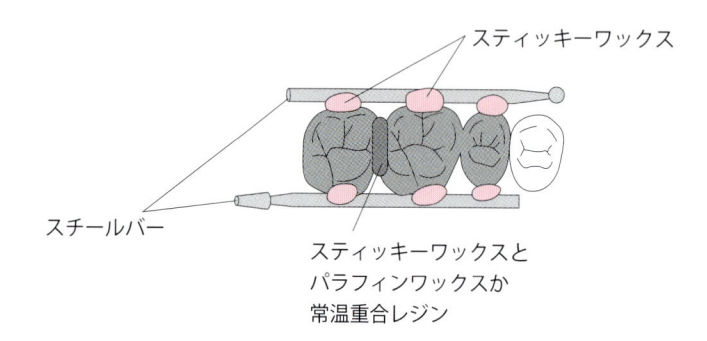

スティッキーワックス
スチールバー
スティッキーワックスと
パラフィンワックスか
常温重合レジン

Ⅳ ブリッジ

b　前歯部固定性ブリッジ（硬質レジン前装）

〔実習の概要〕

前歯部に欠損が存在する場合，可撤性の部分床義歯では審美性を阻害し，違和感を与える可能性がある．そこで審美的な要件を満たす修復物を支台装置に用い，あわせて前歯部の機能（発音，咀嚼）および審美性を回復するものとして硬質レジン前装の固定性ブリッジがある．

ここでは，硬質レジン前装ブリッジの製作方法を習得する．

●使用材料
（1）アルジネート印象材
（2）固定液
（3）石膏
（4）ダウエルピン
（5）パラフィンワックス
（6）分離剤　a. 石膏分離剤　b. ワックス分離剤
（7）セメントスペーサー
（8）石膏表面硬化処理材
（9）インレーワックス　a. 軟質　b. 硬質
（10）咬合紙
（11）界面活性剤
（12）スプルー線（ワックス線，レジン線，金属線）
（13）ランナーバー
（14）埋没材
（15）金属
（16）サンドブラスト材
（17）シートワックス
（18）スティッキーワックス
（19）レディキャスティングワックス
（20）ユーティリティワックス
（21）磨き砂または専用研磨材
（22）つや出し材，レジン専用つや出し材
（23）硬質レジン（光重合型硬質レジン）
（24）接着剤またはワセリン
（25）リテンションビーズ
（26）シリコーンゴム印象材

●使用機器
（1）全顎印象用網トレー
（2）スパチュラ
（3）ラバーボウル
（4）バイブレーター
（5）モデルトリマー，センタートリマー
（6）技工用ノギス
（7）ダウエルピン植立専用バー
（8）ガラス板
（9）石膏ノコギリ
（10）鉛筆，色鉛筆
（11）彫刻刀，デザインナイフ
（12）咬合器
（13）ワックス形成器
（14）鋳造機，鋳造リング，リングライナー
（15）電気炉
（16）ブローパイプ
（17）石膏鉗子
（18）メジャリングデバイス
（19）サンドブラスター
（20）筆または綿球
（21）パレット
（22）ロッキングツィーサー（止血鉗子）
（23）光照射器
（24）切削・研磨器具※
（25）超音波洗浄器またはスチームクリーナー

※切削・研磨器具については，p. 1 参照

IV ブリッジ
b 前歯部固定性ブリッジ（硬質レジン前装）

〔製作順序〕

① 研究用模型の製作

「a 臼歯部固定性ブリッジ（レジン前装ポンティック）」の製作方法に準ずる．

② 一次石膏注入

「Ⅰ 全部金属冠」の製作方法に準ずる．

③ ダウエルピンの植立

「Ⅰ 全部金属冠」の製作方法に準ずる．

④ 回転防止溝および維持溝の付与

「Ⅰ 全部金属冠」の製作方法に準ずる．

⑤ 二次石膏注入

「Ⅰ 全部金属冠」の製作方法に準ずる．

⑥ 歯型の分割およびトリミング

「Ⅰ 全部金属冠」の製作方法に準ずる．

⑦ 咬合器装着

「Ⅰ 全部金属冠」の製作方法に準ずる．

8 ワックスアップ

1 支台装置のワックスアップ

「Ⅰ　全部金属冠」の製作方法に準ずる．

2 ポンティックのワックスアップ

① 欠損部にワックス分離剤を塗布した後，棒状のインレーワックスを軟化して歯冠形態大の塊をつくり，欠損部に強く圧接して歯槽に安定してのるようにする（「a　臼歯部固定性ブリッジ（レジン前装ポンティック）」参照）．

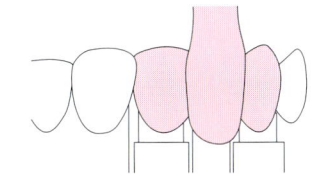

② 両側支台装置の切縁を結ぶ線上でワックスをカットした後，外形を整える．

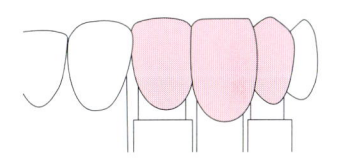

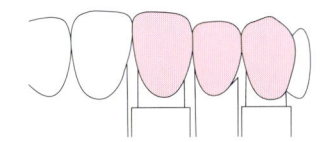

③ 基底面形態を〈　　　　〉にする．

④ ワックスを少量ずつ流し込み，硬化時の収縮による変形が起こらないように注意しながら両側支台装置と連結する．

⑤ シリコーンゴム印象材（パテ状の一次印象材）をメーカーの指示どおりに練和し，支台装置の両隣接歯を含めて舌側面から切縁ラインまでのコアを採得する．

Check Point!

歯頸部のワックスに過不足がないか確認する．

鋳造体の研磨しろを見越して，模型の粘膜面を削る場合もある．

内面のしわの有無を確認する．

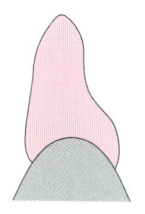

連結部の強度は十分であるか，また清掃性がよいかを確認する．

IV ブリッジ
b 前歯部固定性ブリッジ（硬質レジン前装）

9 窓開け

1. 窓開けの注意事項

レジンの耐摩耗性を考慮すれば切縁は金属で被覆するのが基本であるが，上顎前歯で審美性を重視する場合には切縁から舌側面に向かって 0.5〜1.0 mm をレジンにする．ただし，下顎前歯部の切縁は金属で被覆する．

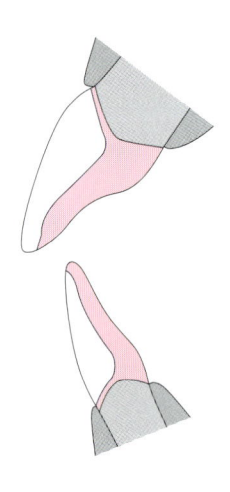

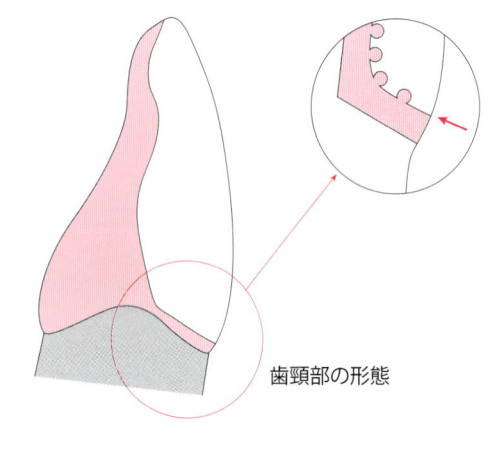

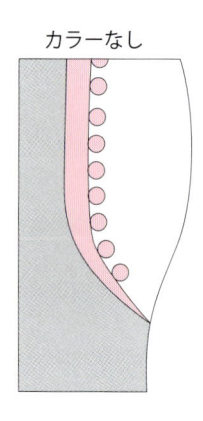

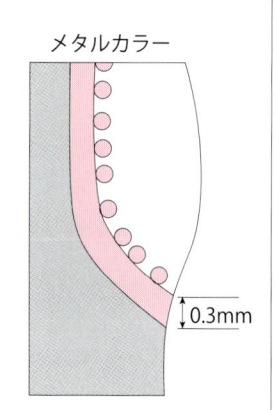

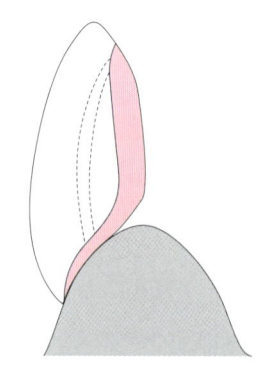

歯頸部の形態

カラーなし　　メタルカラー

0.3mm

ポンティックのフレーム形態

2. 窓開け操作の手順

① ワックスパターン切縁から舌側に向かって 0.5〜1.0 mm の付近に，切縁に平行にゆるやかな曲線を描くように外形線を印記する．唇側面も鋳造後の金属色が見えないように外形線を印記する．

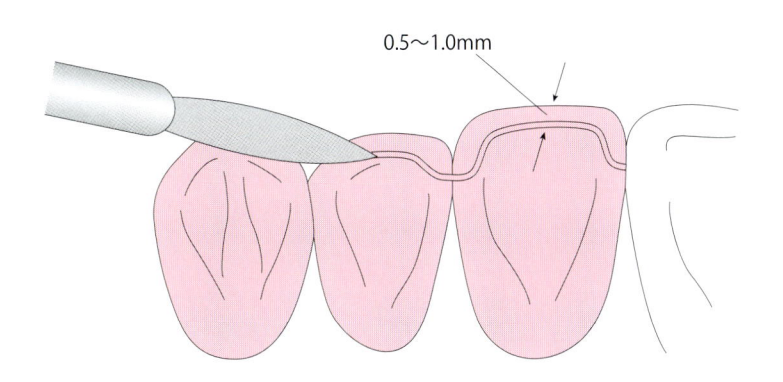

> **Check Point!**
>
> ワックスを加熱して除去する方法は，ワックスパターンを変形させるので避ける．削除時は，ワックスパターンに強い力を加えないように注意する．
>
> レジンとの移行部はシャープに形成する．

② 印記された外形線を目安に，切縁部のワックスを削除する．

③ 唇側面は外形線に沿って切れ目を入れ，その内側から注意深く切り込み角度を考えながら形成する．歯頸部の厚みと唇側面の厚みをともに約 0.3 mm とする（ワックスが透過してくる色合いを参考にする）．このとき，先に採得したシリコーンコアを用いて窓開けの量を確認しながら作業を進める．

④ ポンティックと連結している支台装置の隣接部分はレジン築盛時に色調再現の妨げとなるので削除する．

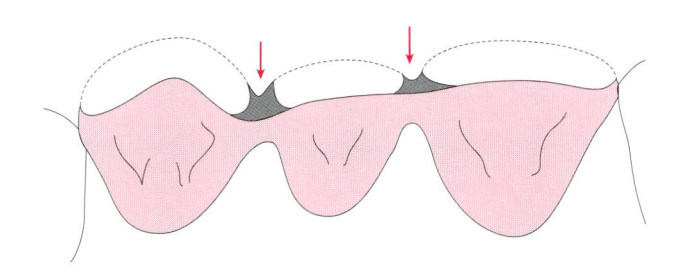

⑩ 維持装置の付与

「Ⅲ-a　レジン前装冠」の製作方法に準ずる．

　唇側面にリテンションビーズなどの維持装置を付与した後，舌側面の咬合の障害にならない部分に少し長めのノブを取り付ける．

⑪ スプルー線の植立

「a　臼歯部固定性ブリッジ（レジン前装ポンティック）」の製作方法に準ずる．

⑫ 埋没，鋳造

「Ⅰ　全部金属冠」の製作方法に準ずる．

> **Check Point!**
> 鋳巣，なめられ，突起などの有無を確認する．

⑬ 歯列模型，歯型への試適

「a　臼歯部固定性ブリッジ（レジン前装ポンティック）」の製作法に準ずる．

⑭ 隣接面接触点および咬合の調整

「a　臼歯部固定性ブリッジ（レジン前装ポンティック）」の製作法に準ずる．

⑮ 研磨，表面処理

「Ⅰ　全部金属冠」「Ⅲ-a　レジン前装冠」の製作方法に準ずる．

> 隣接面などシリコーンポイントが届きにくい箇所は，ダイヤモンドドレッサーで形態を修正して用いる．

⑯ レジン前装

「Ⅲ-a　レジン前装冠」の製作方法に準ずる．

⑰ 形態調整

「Ⅲ-a　レジン前装冠」の製作方法に準ずる．

Check Point!

金属とレジンの境界はスムーズに移行させる．

① 金属辺縁部の過剰なレジンは，ポイント，バーなどで辺縁がスムーズに移行するように調整する．

② 硬質レジン表面に鉛筆で歯冠外形を記入する．

連結部はレジンの厚みが少ないので，ディスクを入れる場合には注意する．

③ 隣接面に薄いディスクを浅く入れ，ポイント，バーなどでだいたいの歯冠形態を整えた後，全体を確認して個々の歯のバランスをみる．

④ もう一度，鉛筆で歯冠形態を記入し，隅角部，歯頸部付近の豊隆，切縁，隣接部の形態を整える．

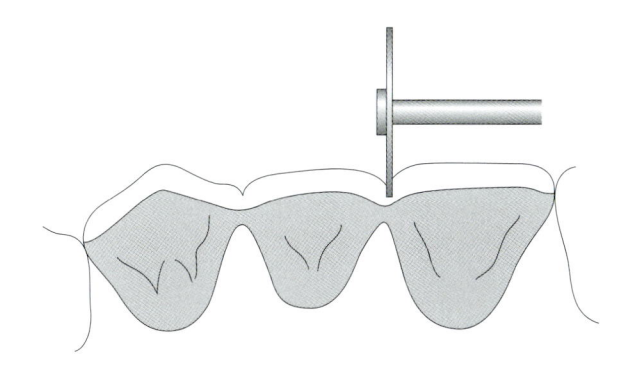

⑤ 唇側面の細かな特徴を再現する．

⑱ 研　磨

「Ⅲ-a　レジン前装冠」の製作方法に準ずる．

V 暫間補綴装置

a　プロビジョナルレストレーション（クラウン）

〔実習の概要〕

　支台歯形成が終了した後，完成修復物が装着されるまでの間，一時的に装着されるクラウンをプロビジョナルレストレーションという．有髄歯における外来刺激の遮断，歯質の保護，支台歯の移動防止，機能の維持，審美性の維持，歯周組織の保護，支台歯の汚染防止，歯肉増殖の防止などを目的としている．

　口腔内で直接製作する方法と模型上で間接的に製作する方法があるが，ここでは間接法のなかのレジン歯を応用した筆積み法について習得する．

●使用材料
(1) 石膏
(2) パラフィンワックス
(3) 石膏表面硬化処理材
(4) 既製レジン歯
(5) 歯冠色常温重合レジン
(6) レジン分離剤
(7) インレーワックス
(8) シリコーンゴム印象材
(9) 磨き砂
(10) つや出し材

●使用機器
(1) モデルトリマー
(2) 咬合器
(3) ガラス板
(4) スパチュラ
(5) 細筆
(6) シリコーンカップ
(7) 切削・研磨器具※
(8) 超音波洗浄器，スチームクリーナー

※切削・研磨器具については，p.1参照

V 暫間修復物
a テンポラリークラウン

〔製作順序〕

① 作業用模型の製作

「Ⅰ　全部金属冠」の製作方法に準じて歯型固着式模型を製作する．

② 咬合器装着

「Ⅰ　全部金属冠」の製作方法に準ずる．

③ 仮想の支台歯形成

フィッシャーバーを用いて仮想の支台歯形成を行う．形成量は実際よりも少なめに行う．

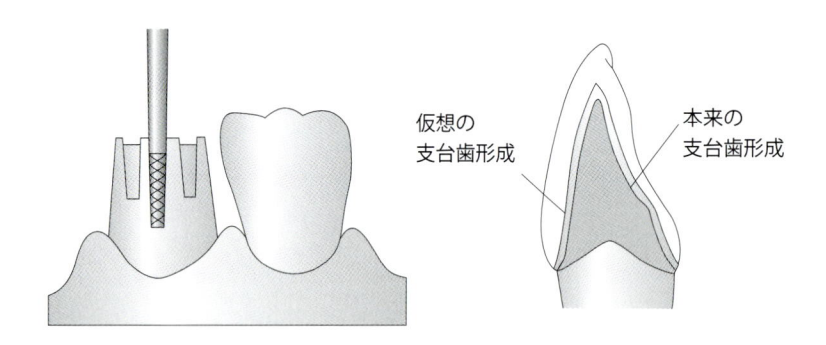

仮想の支台歯形成　　本来の支台歯形成

■暫間修復物の製作法
① 印象成形法：支台歯の歯冠形態をワックスで回復し，それを印象してワックスの部分を歯冠色常温重合レジンに置き換える方法．
② レジン歯を応用した印象成形法：色調と形態の再現を容易にするため唇側面にレジン歯を排列して，舌側面，隣接面はワックスで歯冠形態を回復する．これを印象してワックスの部分を歯冠色常温重合レジンに置き換える方法．
③ レジン歯を応用した筆積み法：支台歯にレジン歯を排列し，舌側面，隣接面は歯冠色常温重合レジンを筆積み法で築盛する方法．

④ レジン歯の排列

1 レジン歯選択

レジン歯（人工歯）は，色調・形態・大きさにより選択する．

> **Check Point!**
> 形態は，上顎中切歯の形態と顔面の形態が相似形をなすことを意識する．

2 レジン歯の削合・排列

① レジン歯の舌側面および基底部を削除する．

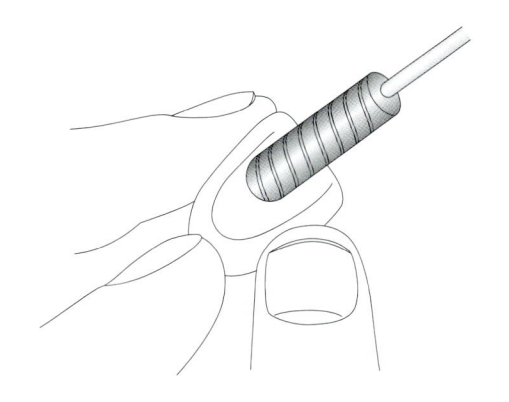

② 隣接歯，反対側同名歯を参考にして切縁側と歯頸部側を削合し，歯冠長を合わせる．同時に幅径も調節する．

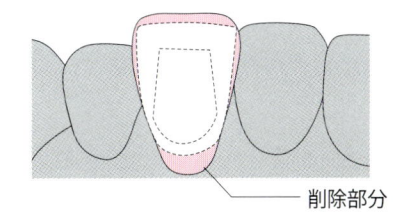

> **Check Point!**
> 最初は歯頸部側から削合し，最後に切縁側を調整する．

削除部分

③ 支台歯唇側面に排列し，接触する人工歯内面をバーなどで削って適合させる．

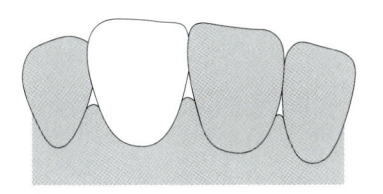

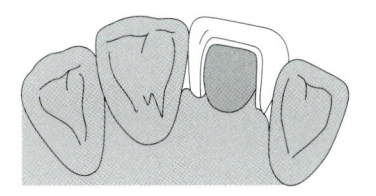

唇側面　　舌側面

❺ コア採得

① 支台歯に排列したレジン歯の歯頸部，舌側面にインレーワックスまたはパラフィンワックスを流し，レジン歯と支台歯を歯冠形態を整えながら固定する．

② パテ状のシリコーンゴム印象材で，両隣接歯まで含めて切縁をわずかに覆うように印象する．

③ 硬化後，作業用模型からコアを取り外し，レジン歯および支台歯のワックスを熱湯で除去する．

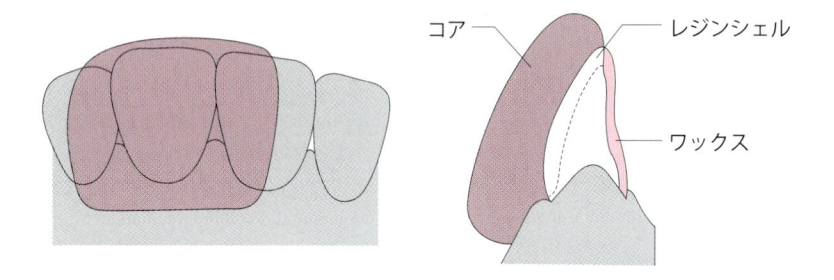

> **Check Point!**
>
> 石膏によるコアも可．ただし，アンダーカットの処理および模型面への石膏分離剤の塗布を忘れずに行う．

❻ レジン重合

① レジン分離剤を支台歯，隣接歯に塗布する．

② レジン歯をコアに固定し，支台歯とレジン歯の間に歯冠色常温重合レジンを流し込んで空隙を埋める．

③ 支台歯舌側面に歯冠色常温重合レジンを筆積み法で盛り上げ，舌側面形成を行う．

④ 歯頸部，隣接面に不足部分があれば歯冠色常温重合レジンを盛り足す．

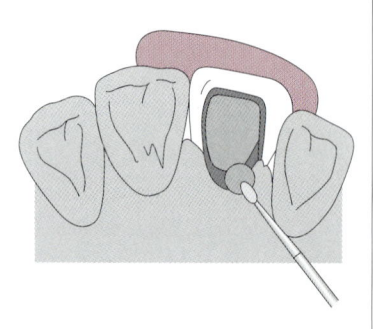

> 隣接歯の隣接面アンダーカットはブロックアウトしておく．
> レジン歯がコアに正確に戻っているかどうか確認する．

7 研 磨

① 余剰のレジンを除去し咬合調整を行う．

② ペーパーコーン，シリコーンポイントなどで形態の調整を行った後，磨き砂によるレーズ研磨を全体に軽く行う．

③ バフにつや出し材をつけ，仕上げ研磨を行う．

④ 研磨終了後，超音波洗浄器を用いて洗浄する．

Check Point!

咬頭嵌合位，偏心位をチェックする．

レジンは摩耗度が高いので力を強く入れて磨かない．辺縁部が欠けたり短くならないように注意する．

V 暫間補綴装置

b プロビジョナルレストレーション（ブリッジ）

〔実習の概要〕

支台歯形成が終了した後，完成補綴装置が装着されるまでの間，一時的に装着されるブリッジをプロビジョナルレストレーション（ブリッジ）という．目的はクラウンの場合と同じである．
ここでは間接法のうち印象成形法について習得する．

● 使用材料
(1) 石膏
(2) パラフィンワックス
(3) 石膏表面硬化処理材
(4) 既製レジン歯
(5) 歯冠色常温重合レジン
(6) レジン分離剤
(7) インレーワックス
(8) シリコーンゴム印象材
(9) 磨き砂
(10) つや出し材
(11) 輪ゴム

● 使用機器
(1) モデルトリマー
(2) 咬合器
(3) ガラス板
(4) スパチュラ
(5) 細筆
(6) シリコーンカップ
(7) 切削・研磨器具※
(8) 超音波洗浄器，スチームクリーナー
(9) 加圧釜

※切削・研磨器具については，p.1参照

V 暫間修復物
b テンポラリーブリッジ

〔製作順序〕

① 作業用模型の製作

「Ⅰ　全部金属冠」の製作方法に準ずる．

② 咬合器装着

「Ⅰ　全部金属冠」の製作方法に準ずる．

③ 仮想の支台歯形成

作業用模型で仮想の支台歯形成を行う．本来の支台歯形成より削除量を少なめに形成する．

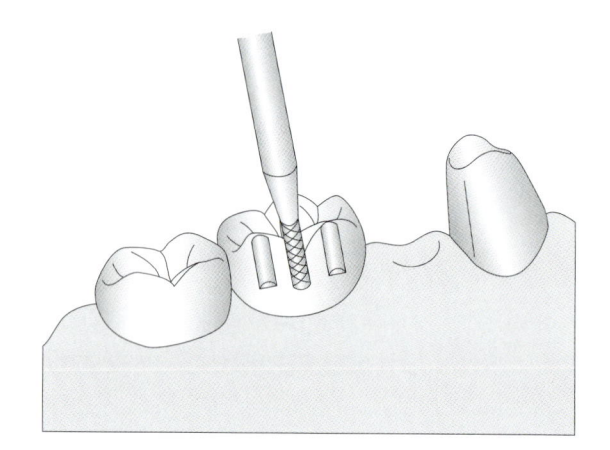

Check Point!

❹ ワックスアップ

① 支台歯の実質欠損部をインレーワックスまたはパラフィンワックスで修復し，歯冠形態を整える．

② ポンティック部も同様にインレーワックスまたはパラフィンワックスで歯冠形態を回復し，完成品と同様に支台歯部と連結する．

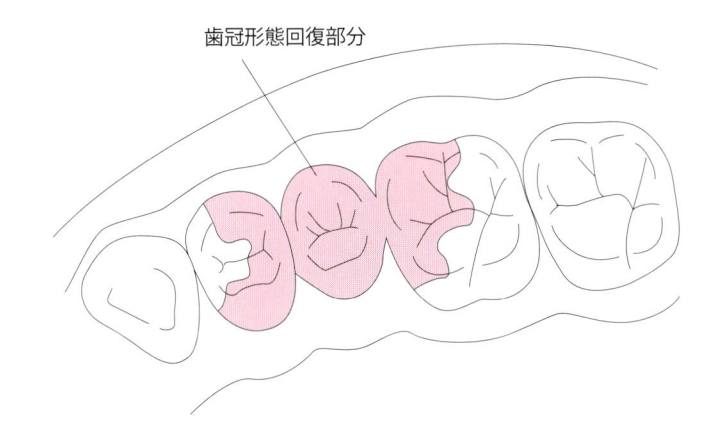

歯冠形態回復部分

❺ コア採得

パテ状のシリコーンゴム印象材を用いてコアを採得する．

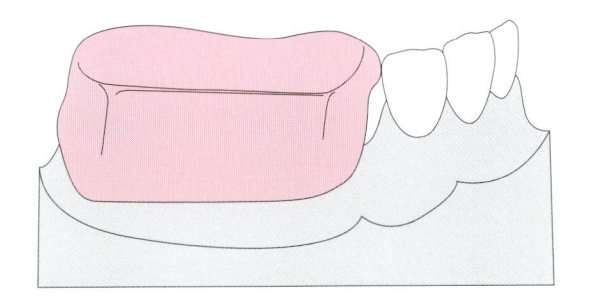

❻ 脱ろう

コアを撤去した後，熱湯でワックスを除去する．

Ⅴ 暫間修復物
b テンポラリーブリッジ

❼ レジン重合

① 作業用模型にレジン分離剤を塗布する．

② コア内面の支台歯とポンティック頰・舌側面の歯肉部にV字状のスピルウェイ（通路，余剰レジンの流出溝）を形成する．

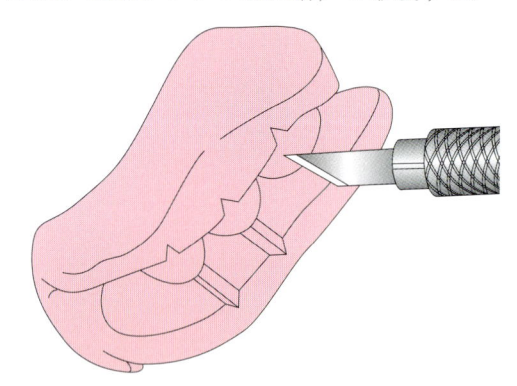

③ 粉と液を練和したクリーム状の歯冠色常温重合レジンをコア内面の支台歯部とポンティック部に流し込む．

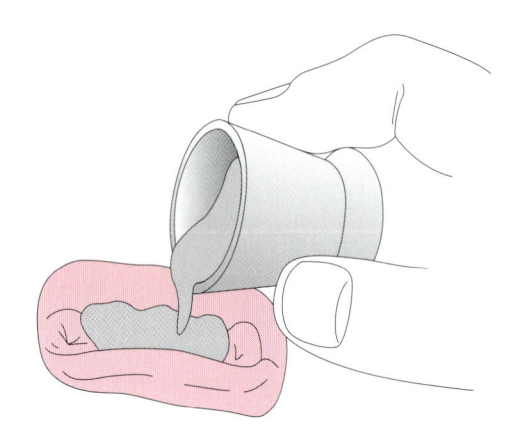

④ 歯冠色常温重合レジンが硬化しないうちに，コアを作業用模型の所定の位置に戻し，輪ゴムで固定しておく．

Check Point!

コアが作業用模型に正確に戻っているか確認する．コアと作業用模型にマーキングしておくとよい．

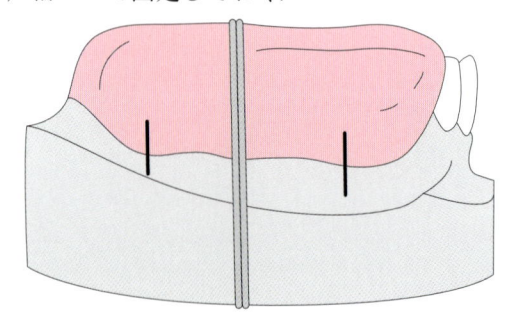

⑤ 加圧釜に入れ，60℃温水中で約30分間加圧重合を行う．

Check Point!

8 研 磨

① 余剰のレジンを除去し，咬合関係をチェックする．

② 通法に従いカーボランダムポイント，ペーパーコーン，シリコーンポイントで研磨した後，レーズ研磨を行い，最後はバフで仕上げ研磨を行う．

③ 超音波洗浄器を用いて洗浄する．

付① メタルコアの製作方法

　メタルコアとは，歯冠部の実質欠損が大きく支台歯としての形態を有していない場合，あるいは歯髄失活のため歯冠部歯質の弱体化に伴う歯質破折の可能性がある場合に，補強，支台築造の目的で行われる鋳造支台のことである．

　メタルコアは以下の要素の影響を受ける．
① 支台歯の部位　　　　　　　　　　② 補綴装置の種類
③ 残存歯質の形態　　　　　　　　　④ 咬合面の溝，咬頭の位置
⑤ 対合関係　　　　　　　　　　　　⑥ 接触点
⑦ 平行性（ブリッジの場合）　　　　⑧ 義歯の着脱方向
⑨ レストの有無

　メタルコアは直接目には触れないものであるため，ややもするとその製作は安易になりがちであるが，適性な形態，強度，適合性をもったメタルコアがあってはじめて，のちに装着される補綴装置の維持力や機能，審美性が発揮される．
　ここでは，以下のメタルコアの製作方法について解説する．
- 単独冠のメタルコア
　① 全部金属冠（大臼歯部）のメタルコア
　② ジャケットクラウン（前歯部）のメタルコア
　③ 前装冠（小臼歯部）のメタルコア
- その他のメタルコア
　① 平行性を考慮したメタルコア
　② 残存歯質のあるケースにおけるメタルコア
　③ 複根歯のメタルコア

① 単独冠のメタルコア

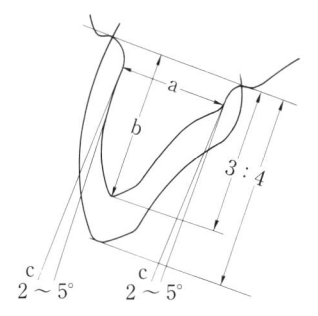

a：唇・頬舌径は修復物の種類，構成などによって規制される
b：高さは修復物歯冠長の3/4を目安とする
c：基底部には2〜5°のテーパーをつける

メタルコアの基本外形（安藤申直ほか：メタルコア製作上の要点と問題点について．歯科技工，6（2）：1978．より）

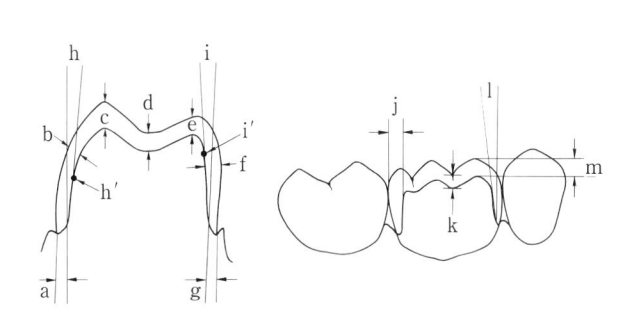

a，g：歯頸部フィニッシュライン 0.7 mm（シャンファー）
b，f：頬・舌側面 0.7 mm
h，i：頬・舌側テーパー 2〜5°
　　（hh′，ii′が小さいほうが維持力大）
c：機能咬頭部 1.5 mm
d：中央窩付近 1.5 mm 以上
e：非機能咬頭部 1.0 mm
j：隣接面接触域付近 1.0 mm 以上
k：溝部 0.5 mm 以上
l：隣接面テーパー 2〜5°
m：機能咬頭部 1.5 mm

全部金属冠のメタルコアの基本外形

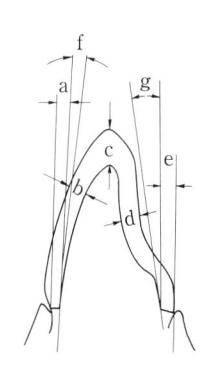

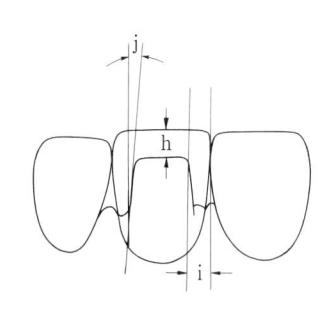

a，e：歯頸部フィニッシュライン 0.75〜1.0 mm（ショルダー）
b，d：唇・舌側面 1.0 mm
c：切縁部 1.5〜2.0 mm
f，g：唇・舌側テーパー 6°
h：切縁部 2.0〜2.5 mm
i：隣接面 1.0〜1.5 mm
j：隣接面テーパー 6°

ジャケットクラウンのメタルコアの基本外形

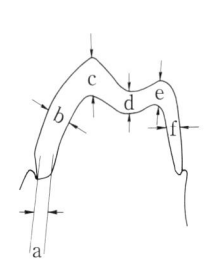

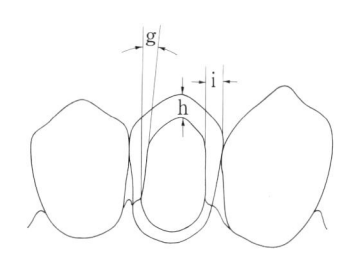

a：頬側面頸部フィニッシュライン 1.0 mm（ショルダー）
b：頬側面 1.2 mm
c：機能咬頭部 2.0 mm
d：中央窩付近 1.5 mm
e：非機能咬頭部 1.5 mm
f：舌側面 0.7〜1.0 mm
g：隣接面テーパー 2〜5°
h：機能咬頭部 2.0 mm
i：隣接面接触域 1.2〜1.5 mm

陶材焼付金属冠のメタルコアの基本外形

全部金属冠のメタルコアの製作法

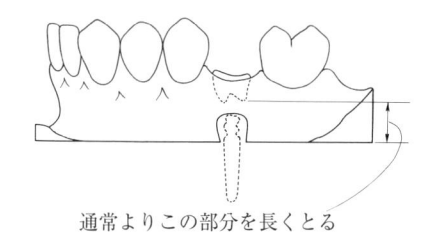

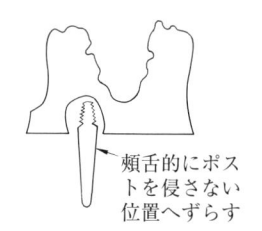

❶ メタルコアにはポスト部があるので,ダウエルピンは位置(垂直的・水平的)を考慮したうえで植立する.

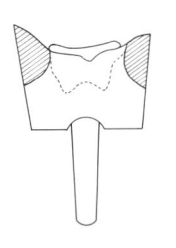

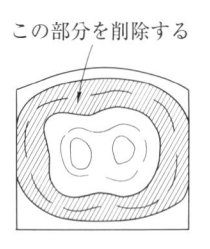

通常よりこの部分を長くとる

頰舌的にポストを侵さない位置へずらす

❷ 歯質の辺縁部が正確に再現されるように歯型をトリミングする.

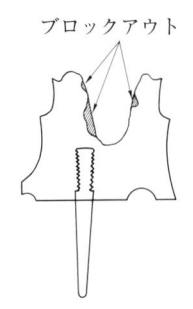

この部分を削除する

❸ ポスト内はアンダーカット部が散在しているので,ブロックアウトする.

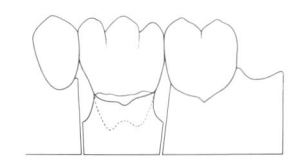

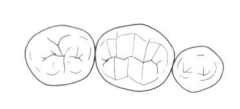

ブロックアウト

❹ 歯冠継続歯製作の要領でインレーワックスを用いて完成歯冠外形まで形態づける(咬合面は軟化咬合させ,前方・側方運動させる).

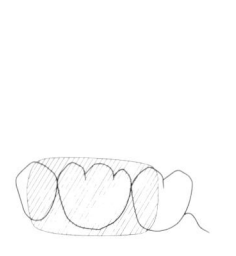

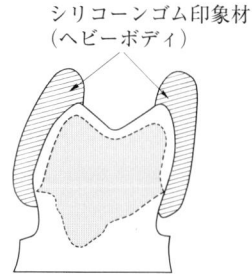

❺ 頰側咬頭頂部から頰側辺縁部,舌側咬頭頂部から舌側辺縁部までのコアをシリコーンゴム印象材(ヘビーボディ)を用いて採得する.硬化後,外形の移行する部位ごとに水平に切り取る.

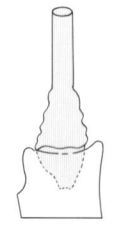

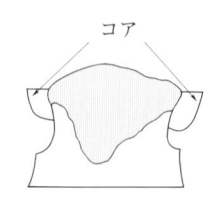

シリコーンゴム印象材(ヘビーボディ)

❻ ワックスを取り去り,もう一度ワックス棒を軟化させて,中心に芯のある状態でポスト部からいちばん下方のコアの位置まで盛り上げる(❹の状態から削除形成してもよい).

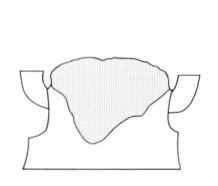

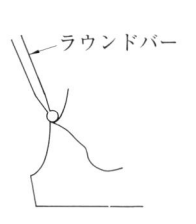

コア

❼ ラウンドバーなどを用いて,辺縁部から0.7 mm内側にシャンファーを形成する.

ラウンドバー

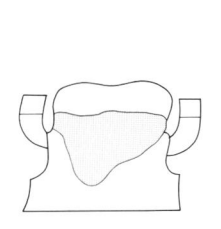

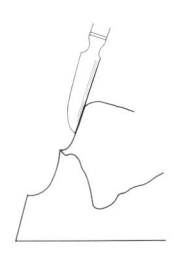

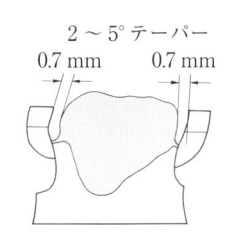

❽ ❺で製作した2番目のコアをセットしてスペースを確認し，均等スペースが得られるよう直線上のインスツルメントで，アンダーカットの生じない角度で形成する．

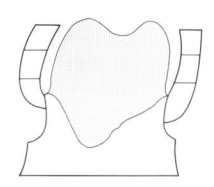

❾ 外形の移行する部分から次のコアを重ね，同様に盛り上げて形成する．臼歯部で根分岐部が露出している場合は，根分岐部上部にアンダーカットができないように外形をへこませるとよい．

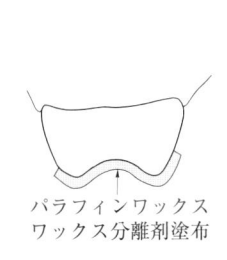

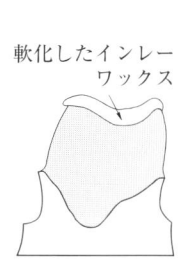

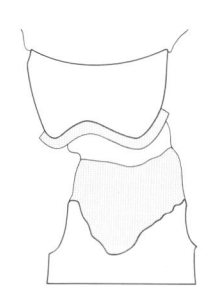

❿ 対合歯の該当部位にパラフィンワックスを軟化圧接して外面にワックス分離剤を塗布した後，メタルコア上面にインレーワックスを追加して軟化させ，咬合器を閉じる．

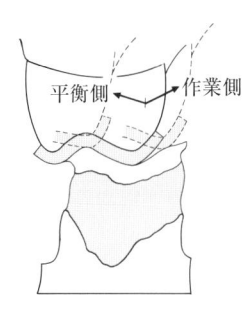

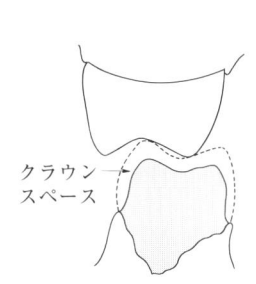

⓫ 対合歯のパラフィンワックスを取り外し，咬合器で前方・側方運動を行い，偏心位でのクラウンスペースが適当かどうか確認する．

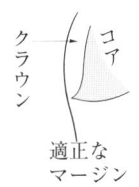

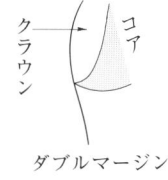

⓬ メタルコア外面のエッジを丸め，辺縁部の再調整を行う．このとき軸面形成の最深部が歯質の辺縁より低くならないようにし，辺縁は原則，天然歯質を利用する．メタルコアの辺縁とクラウンの辺縁が一致したダブルマージンにせず，少し内側で止める．

以下は通法に従いスプルー線植立，埋没，鋳造，研磨を行う．歯冠部の表面性状は可及的に滑沢なほうがよい適合が得られるため，細かいサンドペーパー，ラバーホイールなどまででとどめておく．また，歯根破折を防止するため，ポスト先端に角がある場合は丸めておく．

2 その他のメタルコア

1 平行性を考慮したメタルコア

　連結冠やブリッジなどの支台歯部分にメタルコアを製作する場合には，相互に平行性がないと補綴装置を装着できないので，製作上単独冠の場合と異なる部分がある．

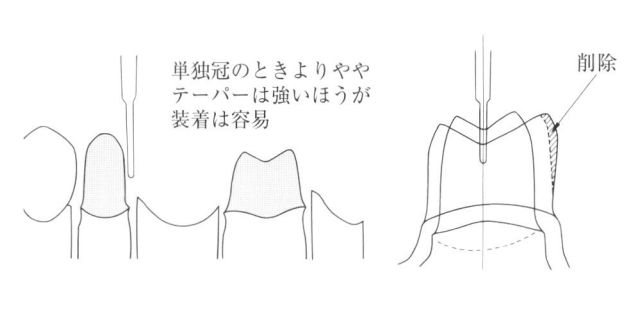

　補綴装置の種類などによりメタルコアのおおよその外形をインレーワックスで製作した後，連結冠やブリッジの装着方向を諸状況より決定し，その方向でサベイヤーに固定して測定桿で隣接面，頰・舌側面を調査する．それぞれの部分にアンダーカットが生じないように，若干のテーパーをつける．以降は単独冠の場合と同様にクラウンスペースが適当であるか確認し作業をすすめる．

単独冠のときよりややテーパーは強いほうが装着は容易

削除

2 残存歯質のあるケースにおけるメタルコア

　臨床では，歯冠部歯質のうち存続可能な部分を残し，実質欠損部をメタルで補ってメタルと天然歯質の両方で支台歯とするケースも少なくない．

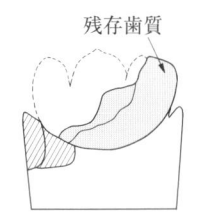

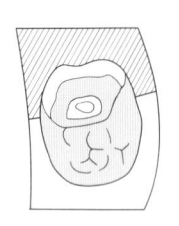

残存歯質

❶　単独冠の場合と同様に作業用模型を製作し，欠損部辺縁だけをトリミングする．

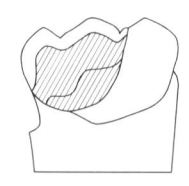

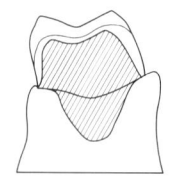

❷　残存歯質も含めた完成歯冠外形をインレーワックスで再現し，そのうちメタルで回復する部分のみ形成する．このことにより口腔内支台歯形成の手間と時間が短縮される．歯質との移行，支台歯形成の修正のため研磨はサンドペーパー程度にとどめておく．

3 複根歯のメタルコア

　臼歯部では根管が複数存在する．メタルコアのポスト部は拡大した根管を満たさなければならないが，複根歯では根管の方向が平行でない場合がほとんどなのでワンピースの鋳造体では根管を十分満たすことが難しい．そのような場合は2分割，3分割したメタルコアの製作が必要になる．ここでは2分割コアの製作法を示す．

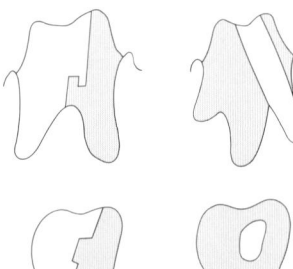

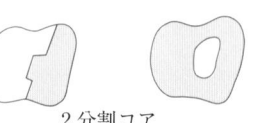

2分割コア　　　　　　3分割コア
○ファーストコア　／／／セカンドコア　○ファイナルコア

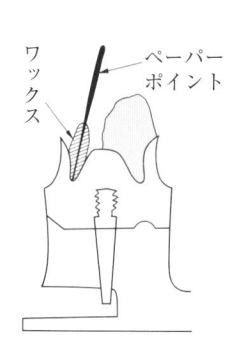

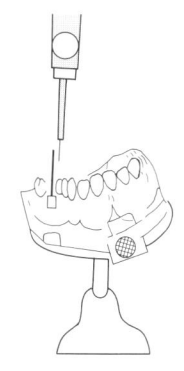

❶ 単独冠の場合と同様に作業用模型を製作し，ファーストコアと分割面の位置，形態を決定してファーストコアのワックスアップを行った後，残りのコアの方向をペーパーポイントを用いて示し，模型を傾斜させる．

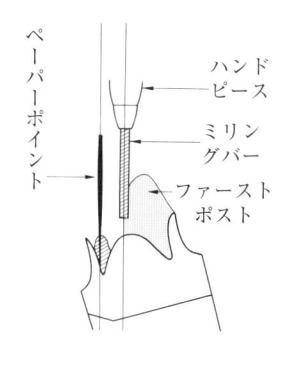

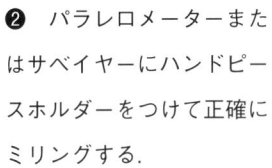

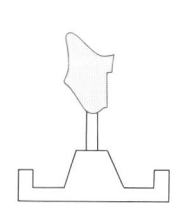

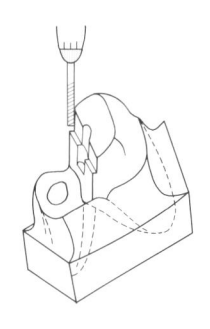

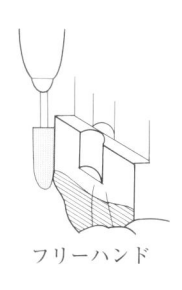

❷ パラレロメーターまたはサベイヤーにハンドピースホルダーをつけて正確にミリングする．

❸ 分割面を避けた適当な場所にスプルー線を植立し，細心の注意をはらって埋没する．その後，多孔性の鋳造体にならないようオーバーヒートをさけて鋳造し，通法に従って試適する．

❹ 適合が得られたら分割面をパラレロメーターなどで滑沢に仕上げる．根分岐部近くは模型を傷つけないよう歯型からはずし，フリーハンドで多少多めのテーパーをつけるように研磨する．

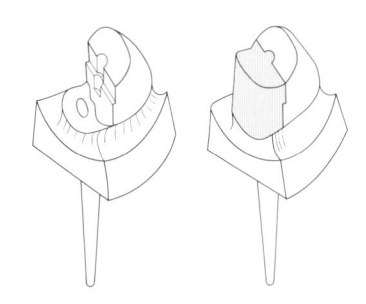

❺ ファーストコアを作業用模型に入れ，残りの部分をワックスアップする．辺縁の適合を確実に行い，スプルー線を植立し，同様に埋没・鋳造を行う．

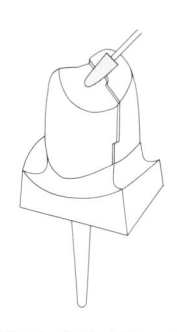

❻ 分割面に気泡がないことを確かめ（気泡が存在した場合は，平面を侵さないよう注意深く取り除く），模型上で注意深く適合させる．ラバー系の研磨器具で，金属面を削除しないように滑沢にする．

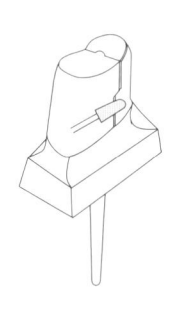

❼ ファーストコアとセカンドコアを模型に入れたまま，両方の分割面をスムーズに仕上げ，外面全体もペーパーコーン，ラバーホイールなどで研磨する（分割面に段がつかないように研磨する）．

付② 部分床義歯の設計を前提とした修復物の製作方法

　歯冠修復技工は，補綴のなかで特に歯冠部の修復を担うものである．しかし，ただ単に歯冠部を修復するだけでなく，口腔内の状態によっては部分床義歯と関連した歯冠修復物を考え，製作することが重要である．ところが一般臨床では，クラウン・ブリッジワーク，デンチャーワークというように作業の分業化が進み，複数の歯科技工士によって補綴装置を製作することが多いため，補綴本来の目的は同一であるはずなのに結果として差異が生じてしまうことがある．たとえば，部分床義歯の支台歯として選定した歯に装着された歯冠修復物が維持を期待できないような歯冠形態の全部金属冠であったり，レストの位置が悪く形成が不完全で部分床義歯の設計上弊害的な要素をもった歯冠修復物であることをしばしばみうける．歯冠修復物が部分床義歯の構成要素となんらかの関係をもつような場合は，それを考慮して製作し，本来の目的を達成することが大切である．

＜部分床義歯を前提とした歯冠修復物の一般的な製作順序＞　※下線部は歯科技工士の作業

①概形印象　　　　　　　　　　　　　②研究用模型の製作
③設計　　　　　　　　　　　　　　　④治療と支台歯形成
⑤印象採得　　　　　　　　　　　　　⑥作業用模型の製作
⑦修復のための本設計　　　　　　　　⑧歯冠修復物の製作
⑨歯冠修復物の装着　　　　　　　　　⑩印象採得
⑪作業用模型の製作，個人トレーの製作　⑫部分床義歯製作のための本設計
⑬部分床義歯の製作　　　　　　　　　⑭部分床義歯の装着

　設計は歯科医師が行うもので歯科技工士が決定できる分野ではなく，歯科技工士は歯科医師からの技工指示書に基づいて補綴装置をつくることになるが，両者の間の理論的・技術的な理解が深ければ，これらの補綴装置はより有効に口腔と調和する．したがって，理論に基づいた技術を積み重ねることが重要である．

　ここでは，レストシート，ガイドプレーン，歯冠豊隆に限局して解説する．

1 レストシートの形成

通常，近遠心的には辺縁隆線部から小窩付近まで，頰舌的には咬頭間距離の1/2程度（2.5～3.0 mm），厚みは辺縁隆線部で1.5 mm，断面はスプーン（半球面）状を呈することが必要である．

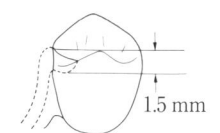

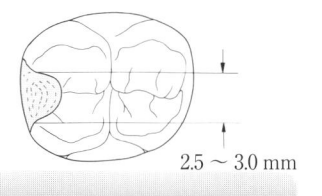

2 ガイドプレーンの形成

義歯の着脱方向を明確にするとともに，歯肉縁の保護という目的で歯冠修復物にガイドプレーンを形成することは後の義歯製作を成功に近づけることになり，事前の義歯設計が適切であると有効な結果をもたらす．

ガイドプレーンは，欠損部寄りの隣接面の咬合面側1/3部に，着脱方向と平行に通常2～3 mmの帯状の平面を形成する．

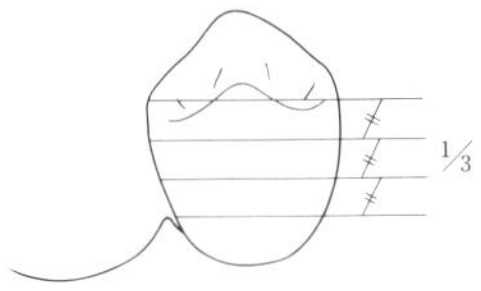

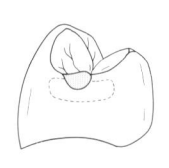

3 歯冠豊隆の調節

適切なクラスプの設計がなされたなら，選定されたクラスプの走向のために歯冠豊隆を調節する必要がある．部分床義歯の支台歯に当てられたクラウンは，維持のためのアンダーカットを形成しなければならない．しかし，歯冠豊隆の異常は口腔組織に為害作用を及ぼすので，ディンプル（くぼみ）などの特異なアンダーカット形成も必要となってくる．

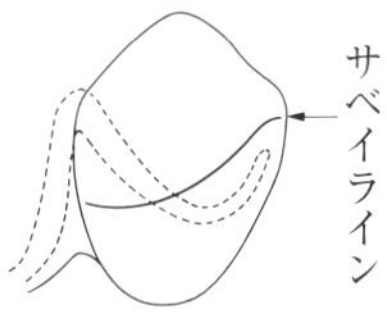

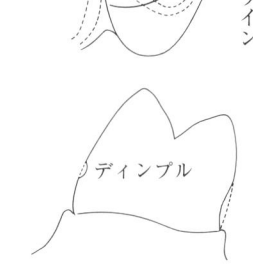

❶ 片側中間欠損の支台歯予定歯の修復（6⃣欠損で5⃣，7⃣の修復）

義歯の設計：5⃣欠損側からエーカースクラスプの遠心レスト
　　　　　　7⃣欠損側からローチクラスプTタイプの近心レスト
　　　　　　着脱方向は両支台歯軸の垂直二等分線方向
技工指示：全部金属冠

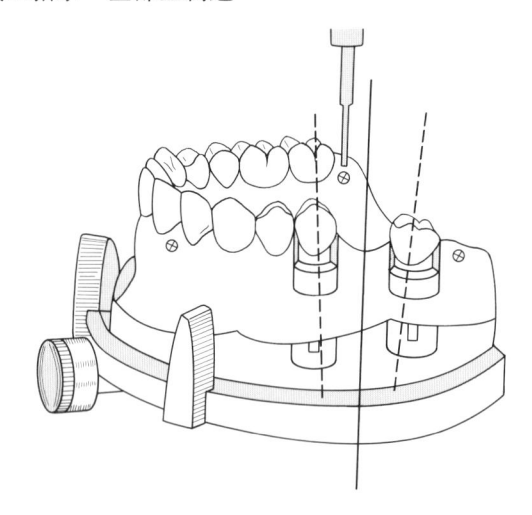

❶ 通法に従いワックスアップまで行った後，サベイヤーに測定桿を取り付け，研究用模型の等高点を基準にしながら作業用模型を指定された着脱方向になるように固定する（固定したら作業用模型にも等高点を印記する）．

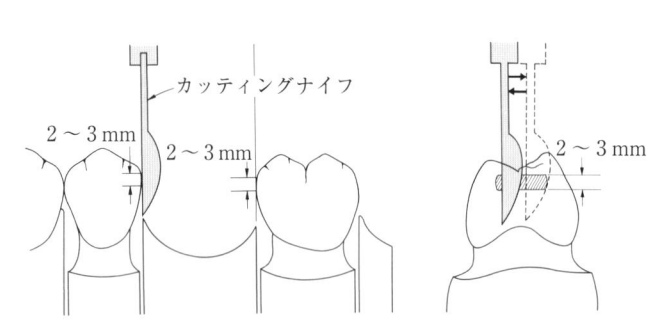

❷ 測定桿からカッティングナイフに取り替え，5⃣，7⃣の欠損側隣接面の咬合面寄り1/3部分を歯冠外形に沿って平面形成する（そのまま測定桿で行う場合は，インスツルメントを熱して密着させ，ワックスを軟化しながら形成する）．

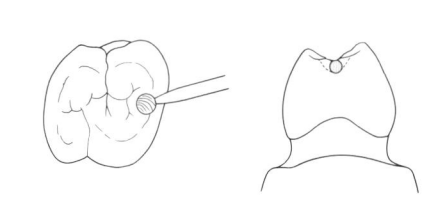

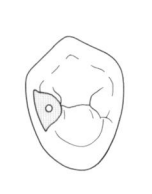

❸ レストに相当する部位のうち，まず7⃣の近心辺縁隆線部にラウンドバー＃6で1.5mm程度のガイドグルーブを入れる．次にそのまわりから，丸みのある三角形で断面がスプーン（半球面）状になるように削り取る（5⃣も同様）．

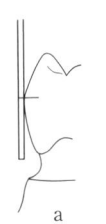

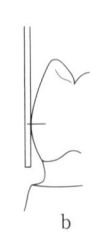

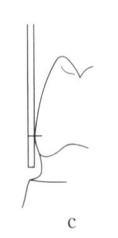

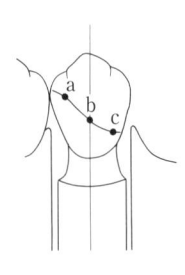

❹ 再び測定桿をサベイヤーに取り付け，5⃣の頰側面，舌側面のそれぞれ近遠心径を二等分し，欠損側寄りの半分にはアンダーカットが存在せず，残りの半分にはアンダーカットが生じるように形成する．

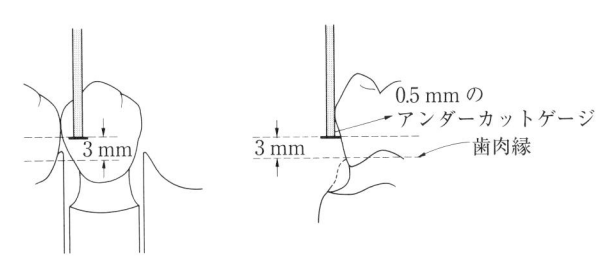

❺ アンダーカットゾーンのうち，クラスプ先端の位置を歯肉縁から3mm程度上方に決定し，その位置に0.5mmのアンダーカットゲージが入るように削除する．

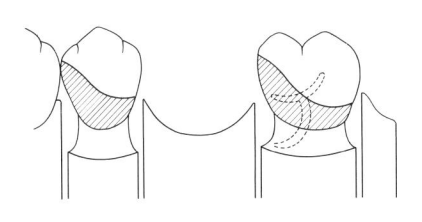

❻ 7̲は5̲とは反対に欠損側寄りにアンダーカットゾーンをつくり，頬側面，舌側面の遠心寄り1/2はアンダーカットをつくらないように形成する．

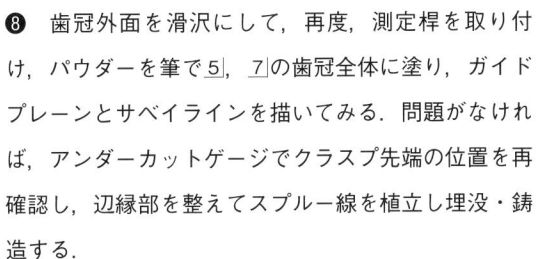

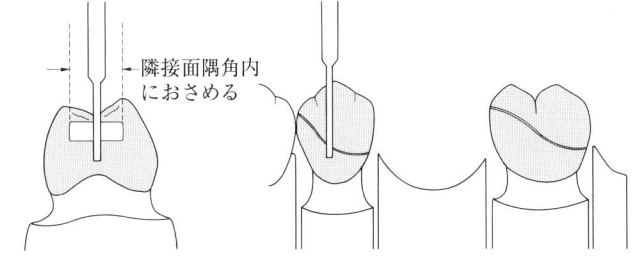

❼ ローチクラスプTタイプはエーカースクラスプの先端ほど上方に設置できないので，歯肉縁から2mm程度上方に位置させる場合もある．同様に決定した位置にアンダーカットゲージを置き，ワックスを調整する．

❽ 歯冠外面を滑沢にして，再度，測定桿を取り付け，パウダーを筆で5̲，7̲の歯冠全体に塗り，ガイドプレーンとサベイラインを描いてみる．問題がなければ，アンダーカットゲージでクラスプ先端の位置を再確認し，辺縁部を整えてスプルー線を植立し埋没・鋳造する．

❾ 鋳造後は，全部金属冠と同様に最終研磨の前まで行う．ラバー仕上げに入るあたりでカーボンテープを用いて❽の操作と同じことを行う．

アンダーカット量が多すぎるときはサベイラインの上方を削り，その反対ならサベイラインの下方を削って調整する．ガイドプレーン部は，測定桿がその部分全面にピッタリ密着するように調整する．

歯冠外面（レストシートの底面も含む）はすべて完全研磨する．

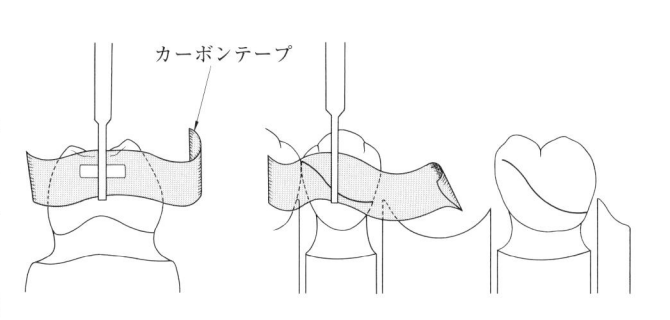

❷ 片側遊離端欠損の支台歯予定歯の修復（7̄6̄5̄|6̄欠損で4̄|4̄5̄⑥7̄の修復）

義歯の設計：4̄| RPI バークラスプ

|4̄ 5̄ 間双子鉤（間接維持装置）

着脱方向は咬合平面に垂直（0°傾斜）

技工指示：4̄| レジン前装冠，|4̄ 5̄ ⑥ 7̄ ブリッジ

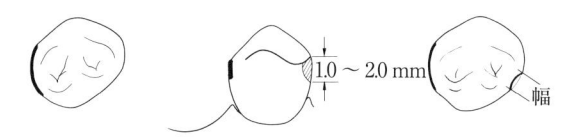

❶ ◆の❷までは同様であるが，RPI バーのガイドプレーンは舌側寄りに少し幅を広くとる．そして，同方向で近心レストと大連結子を結ぶ小連結子の走向する位置を，辺縁隆線下方に 1.0～2.0 mm 程度形成する．

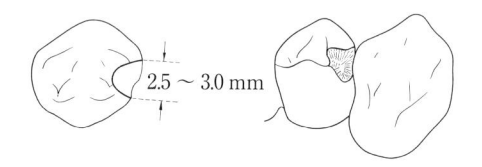

❷ レストの幅は 2.5～3.0 mm 程度とし，❶で形成した小連結子との移行部が鋭利にならないよう丸みをつけて形成する．

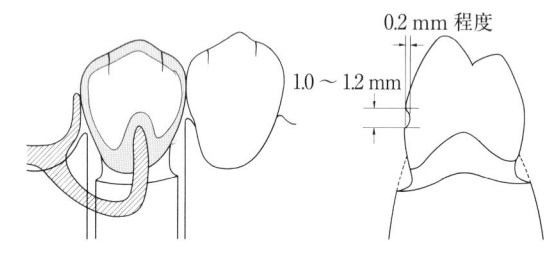

ディンプルは歯肉縁上方 1.5～2.0 mm に位置し，大きさは直径 1.0～1.2 mm，深さは 0.2 mm 程度にする

❸ 4̄| 頰側はレジン前装のため，I バーの接触部位は金属で回復する（陶材の場合はそのままでよい）．I バークラスプは通常 0.25 mm のアンダーカットを使用するが，下顎小臼歯の口腔粘膜との調和から考えるとアンダーカットの形成は為害性が生じやすい．したがって，ここではディンプルを形成することにより維持力を求める．

2～3 mm

4̲ガイドプレーン，近心レストの
小連結子と同一方向

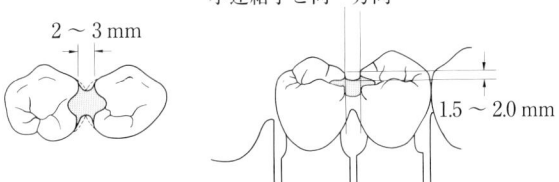

1.5～2.0 mm

❹ 4̲で行った小連結子の走向位置の形成と同様の操作を，4̲5̲の両隣接面と辺縁隆線部に，間接維持装置が走向するようスペースを確保する．レストは4̲と同様に4̲5̲ともに形成する．

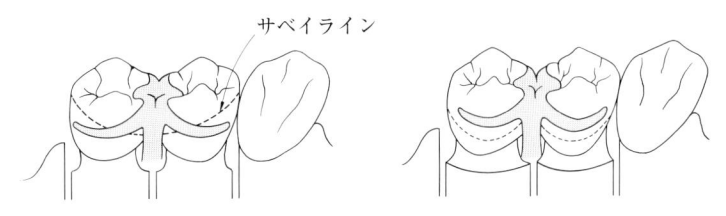

サベイライン

❺ 4̲5̲舌側面は，症例あるいは指示に基づき，順次適応する．

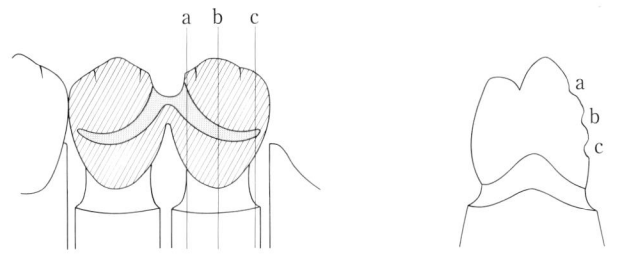

a b c

❻ 4̲と同様の理由で4̲5̲の頰側にアンダーカットを形成することは好ましくない場合が多いので，ここではあえてこのようなディンプル形成を施す．

　クラスプ先端の位置を決定後，鋳造，研磨行う．

❸ 前歯部中間欠損の犬歯修復（2̲1̲|1̲2̲欠損の3̲|3̲修復）

義歯の設計：5̲|5̲遠心から単純エーカースクラスプ（天然歯使用）

　　　　　　3̲|3̲舌側歯頸隆線レスト

　　　　　　着脱方向は5̲|5̲のクラスプの維持力の発揮できる方向

技工指示：陶材焼付金属冠

※5̲|5̲は天然歯が支台歯となるので，ここでは3̲|3̲についてのみ述べる．

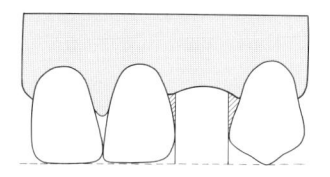

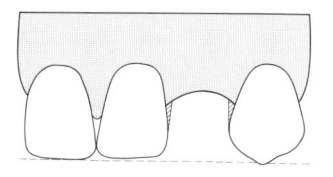

　　　　ガイドプレーンのないもの　　　ガイドプレーンのあるもの

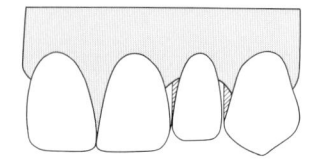

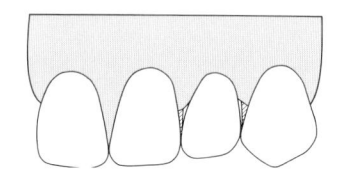

❶通法に従いワックスアップを行った後，ガイドプレーンの形成を行う．前歯部では，審美性の回復という目的からガイドプレーンの形成は重要であり，適正なガイドプレーンの設置により人工歯と修復歯との排列状態に自然感が生まれるばかりでなく，義歯と義歯隣接歯との間の間隙（死腔）も正しく保たれ，口腔内の衛生状態も適正に保たれる利点がある．

　　　犬歯に設計した歯頸隆線レスト

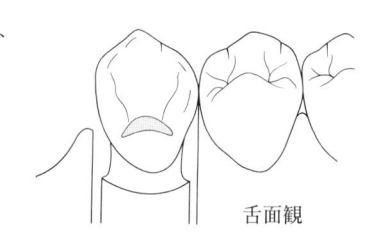

　　　　　　　　　　　　　　　　　　　舌面観

❷前歯部は上下顎いずれも，臼歯部とは異なった植立方向にあり，かつ，その傾斜角度は著しい．したがって歯冠舌側外形に沿って形成・削除すると，歯軸から大きくはずれた方向へ咬合圧が伝達されてしまう．レストは歯の長軸方向への圧の伝達を心がけ，形成する．

　以降は鋳造，研磨を行う．なお，歯科医師との連携により事前に人工歯を排列してろう義歯の口腔内試適を行い，6前歯の植立間隙を調節すれば，さらに審美性は向上して隣接歯間空隙も正しく再現することができる．

クラスプは部分床義歯のなかで主維持装置として直接的に維持力を発揮し，重要な構成要素である．簡単にいうと，部分床義歯はクラスプによって大きく機能が変わるといってもよい．ただ，クラスプは数百種類も存在するわけではなく，そうむずかしく考える必要もない．

　ここで，同一のサベイラインで，諸条件の違いにより変えられるクラスプを示してみる．1つのサベイラインで維持腕の走向位置はそう変わるものではない（図のグレーの部分）．口腔内諸条件により，拮抗腕と脚部の走向が異なるだけである．

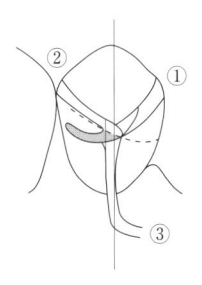

欠損部から遠いほうの歯面に高位のサベイラインが描かれるケース
① 欠損部隣接面から走向する場合→欠損部（遠心）からエーカースクラスプ
② ①が不可能で近心から走向する場合→近心からヘアピンクラスプ
③ ①も②も対合関係から不可能な場合→欠損部（遠心）からローチクラスプTタイプ

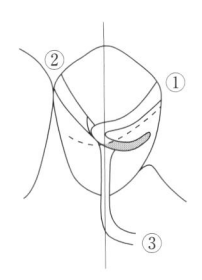

欠損部寄りに高位のサベイラインが描かれるケース
① 欠損部隣接面から走向する場合→欠損部（遠心）からヘアピンクラスプ
② ①が不可能で近心から走向する場合→近心からエーカークラスプ
③ ①も②も対合関係から不可能な場合→欠損部（遠心）からローチクラスプTタイプ

付③ 全顎石膏模型

　全顎石膏模型の製作は，印象材，印象法，模型材の取り扱いなどについての理解を深め，より寸法精度の高い模型を製作することを主目的とする．すなわち，模型と口腔内の歯列の形態，大きさが同じで，表面状態の再現性が高く，上下顎歯列模型の咬合関係が正確であることが重要である．

● **使用材料**

（1）印象材　　　　　　　　　　　　（2）石膏
（3）ボクシング材（パラフィンワックスまたはアルミ板）
（4）ユーティリティワックス　　　　（5）印象用固定液
（6）ティッシュペーパー，タオル

● **使用器具**

（1）印象用トレー　　　　　　　　　（2）スパチュラ
（3）ラバーボウル　　　　　　　　　（4）バイブレーター
（5）ガラス板（130×130 mm 程度）　（6）切り出しナイフ
（7）デザインナイフ　　　　　　　　（8）彫刻刀
（9）分度器　　　　　　　　　　　　（10）技工用ノギス
（11）鉛筆　　　　　　　　　　　　　（12）砥石
（13）耐水ペーパー　　　　　　　　　（14）筆，ブラシ

❶ 模型の印象採得

① 各歯が歯列模型上（エポキシ模型）に正しく挿入されているか確認する．

② 上下顎の咬合関係が正確であるか確認する．

③ 印象用トレーが歯列模型に適合するかを確認する．

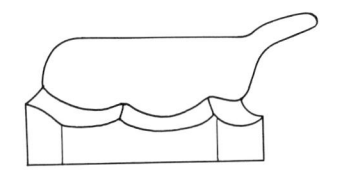

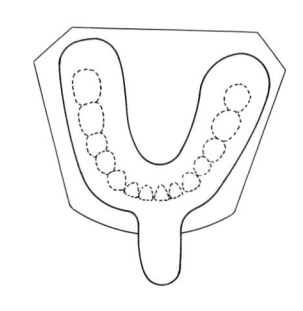

④ アルジネート印象材を使用方法に基づいて練和する．印象材の硬化速度は，室温，水温などに影響されやすいので注意する．

⑤ 練和した印象材を手指にとり，咬合面（切縁），歯間鼓形空隙，唇・頬・舌側，歯頸部にすり込む．

⑥ 残りの印象材をトレーに盛り，手早く⑤の上に覆いかぶせる．その際にトレーを押さえすぎて歯とトレーとを接触させないように注意する．

⑦ そのまま放置し，印象材の硬化を待つ．

⑧ 硬化終了後，印象より歯列模型をはずす．

⑨ 溶液中に印象を2〜5分間放置し，固定操作を行う（固定液：2％硫酸カリウム，2％硫酸亜鉛）．

❷ 硬質石膏注入

① ティッシュペーパーなどで印象の表面にたまっている固定液を除去する．固定液が残っていると石膏の表面粗れが生じる．

② 硬質石膏を印象に注入する．注入する硬質石膏はバイブレーター上でよく脱泡し，注入は印象の一側より少量ずつ行い，印象表面に沿わせて流すことにより気泡の混入を防ぐ．注入する量は歯肉頬移行部を少し越えるくらいとし，平坦にする．

③ 平坦にした石膏面の$\overline{1|1}$，$\underline{1|1}$と$\overline{7|7}$，$\underline{7|7}$の部分に残りの硬質石膏を小さく米粒大の円錐状（コーン）に盛り上げる．

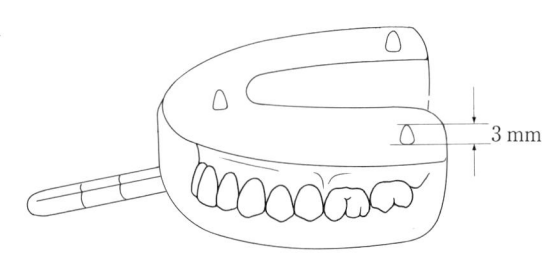

④ 硬化後，印象より取り出す．

⑤ 高さの決定は下顎から行う．下顎模型の$\overline{1}$の切縁，$\overline{7}$の頬側遠心咬頭とコーンの距離を技工用ノギスで計測し，各30 mmの高さに調整する．上顎模型は下顎ができるまで放置しておく．

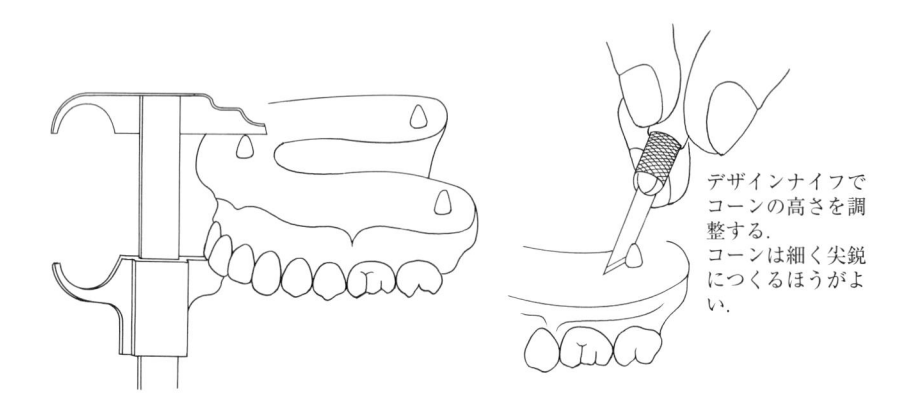

❸ ボクシング

　印象の辺縁を正確に模型に表し，模型の基底部を所要の厚さにするためにボクシングを行う．ボクシングにより印象の変形を防止し，石膏の使用を必要最小限にして，印象面に注入した石膏泥が溢出するのを防ぐ．

① パラフィンワックスで硬質石膏模型の外側より 10 mm ぐらい大き目の箱枠を製作し，ガラス板上に置き，周囲を封鎖する（ユーティリティワックスを流す）．パラフィンワックスの代わりに薄手のアルミ板を使えば反復使用できる．

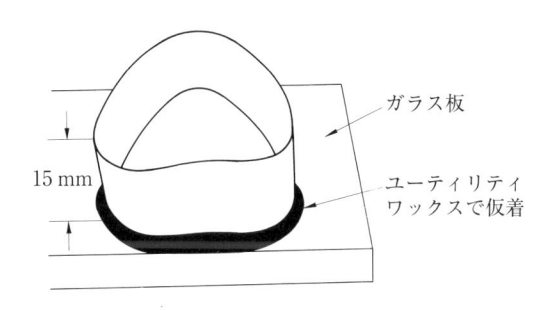

　　15 mm
　　ガラス板
　　ユーティリティワックスで仮着

② 硬質石膏模型をよく吸水させる．水中に約 10 分間程度浸し，ティッシュペーパー，タオルで過剰な水分は取り除く．

❹ 石膏形成

① 箱枠の上部5mmを残し硬質石膏で満たす．

② 吸水させた下顎模型の底部（とくにコーン）に注意深く石膏泥を塗り付ける．

③ 石膏を注入した箱枠の中へ模型を静かに沈ませて，コーンがガラス板に到達するまで押し込む（硬質石膏模型外側縁すなわち歯肉頰移行部を少し越える程度まで）．石膏の付着した手指で作業しないように注意する．

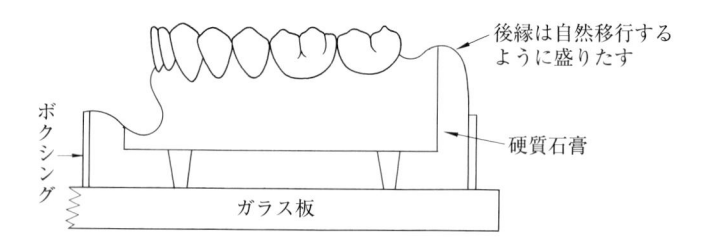

（図：ボクシング，硬質石膏，ガラス板，後縁は自然移行するように盛りたす）

④ 硬化後，ボクシングを取り除く．

⑤ 放置していた上顎模型と下顎模型を咬合させ（咬合面の気泡は必ず取り除く），下顎基底面と上顎のコーンの距離を技工用ノギスで計測し，各60mmの高さになるように上顎のコーンをデザインナイフなどで削り調整する．この段階での高さ調整を正確に行わなければ，最終仕上げに影響するので注意する．

⑥ 上顎模型においても③と同様な操作を行い，上下顎模型の高さが決定する．

5 模型の調整

① 上顎模型後縁は正中口蓋縫線に対し直角となるようにカットする．上顎結節から2〜3mm遠心まで，もしくは第二大臼歯遠心面（智歯がある場合は智歯遠心面）から約5mmまで削る．

② 上顎頰側歯肉頰移行部最深部から1〜2mm頰側の位置を模型後縁に対して65°になるように削る（下顎の場合は55°）．歯の植立状態により影響がある場合は歯肉豊隆部より5mm外側を削る．

③ 上顎模型の前方部（犬歯間）を歯列のアーチにあわせて削る．このとき，前歯部唇側面を削らないように注意する．

④ 模型後縁と側面の交わる部分は最後方歯の遠心頰側隅角部より約5mm外側を丸く削る．

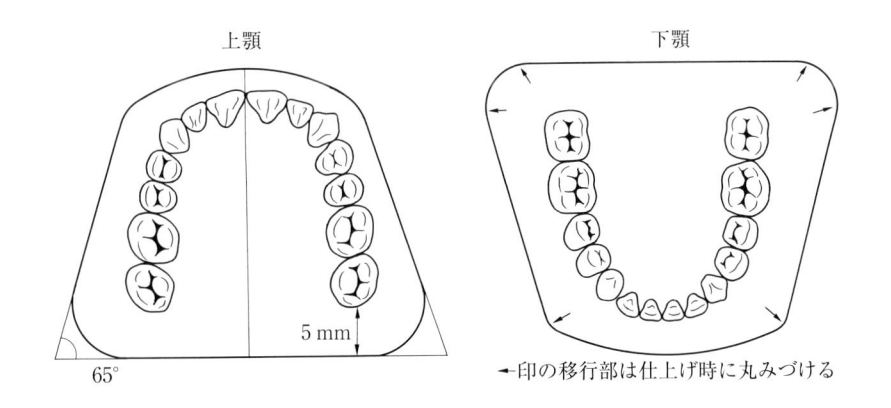

⑤ 下顎は上顎と咬合させ，基底面に直角に上顎と同寸法になるように削除する（反対咬合の場合などは上顎の頰側歯肉頰移行部最深部を基準に上下顎模型を咬合させて調整を行う）．このとき咬合面に気泡があると高さに差異を生じるので注意する．

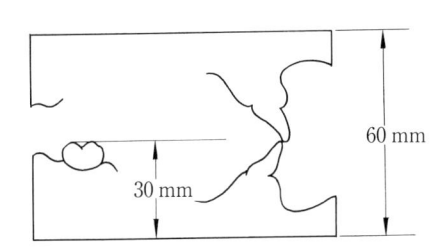

⑥ 削除した各面に砥石または耐水ペーパーをかけ仕上げる．

付④ ダイロックトレー法による模型製作

　歯列模型をプラスチックの枠（ダイロックトレー）の中に入れ，あとで分割して枠（ダイロックトレー）に復位する方法がある．ダイロックトレーには，片顎用と全顎用とがある．

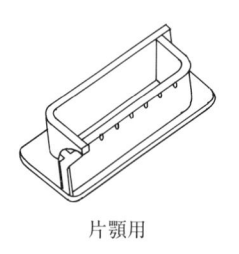

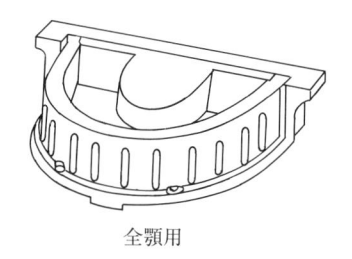

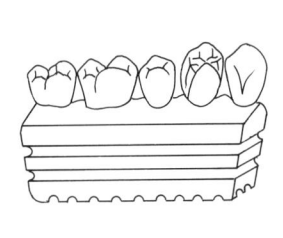

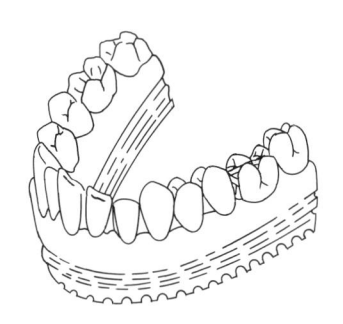

片顎用　　　　　　　　　　全顎用

❶ 歯列模型の側面および基底面をダイロックトレーに入るように削り，模型の側面と基底面に維持溝をつける．

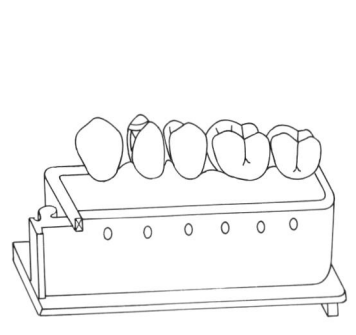

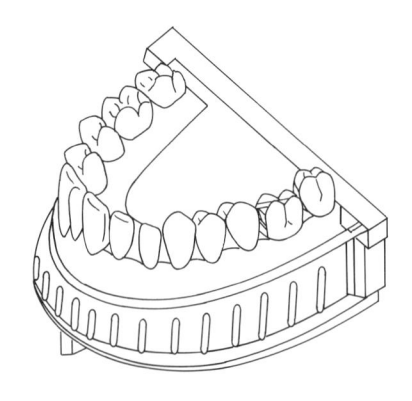

❷ ダイロックトレーの内面に薄くワセリンを塗布後，石膏泥を注入して模型を挿入し，硬化を待つ．

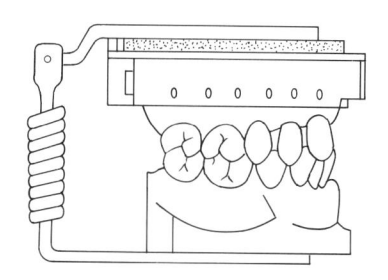

❸ 対合歯列模型と咬合させて咬合器に装着する．

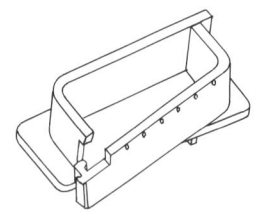

分離，復位にはダイロックトレーの縦枠を着脱して行う．

❹ 歯列模型をダイロックトレーより取り出す．

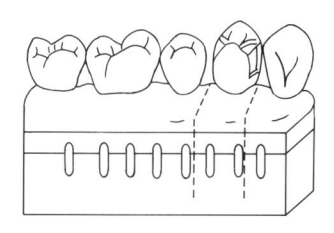

❺ 取り出した模型の角の鋭利な部分を彫刻刀で削り，調整した後，支台歯近遠心部（分割必要部）に分割線を記入する．

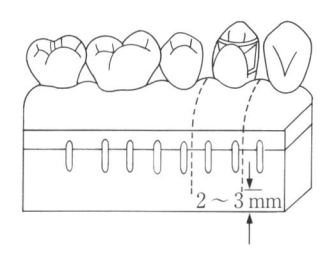

❻ 分割線に沿い，石膏ノコギリで切れ目を入れる．切れ目は，模型基底部2〜3mmのところで止める．

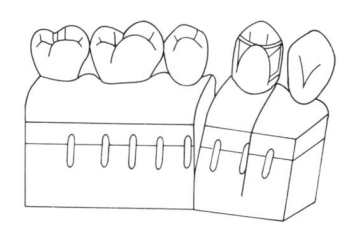

❼ ノコ目に沿って力を加えて分割する．その後，支台歯のトリミングを行いダイロックトレーに復位してワックスアップを行う．

参考文献

1) 小森冨夫：歯冠継続架工義歯学　技工編Ⅰ・Ⅱ. 大阪歯科大学補綴学教室, 1977.
2) 竹花庄治：歯科技工全書　歯冠補綴. 医歯薬出版, 1976.
3) 山田早苗：歯科技工士教本　歯冠修復技工学Ⅱ　架工義歯編. 医歯薬出版, 1976.
4) 竹花庄治：歯科技工全書　橋義歯. 医歯薬出版, 1974.
5) 和久本貞雄：歯科技工全書　充填. 医歯薬出版, 1970.
6) 川上道夫：歯科技工全書　歯科材料・器械. 医歯薬出版, 1976.
7) 山田早苗：最新ポーセレンテクニック. 医歯薬出版, 1973.
8) 末次恒夫訳：咬合解剖入門. モリタ, 1975.
9) 下総高次監訳：ティルマンクラウンブリッジ　上・下. 医歯薬出版, 1974.
10) 亀井輝弥：図説クラウンの製作法. 書林, 1976.
11) 三谷春保ほか：最新歯科補綴アトラス. 医歯薬出版, 1970.
12) 舘野常司：ナソロジカルオクルージョン. 書林, 1977.
13) 多和田泰一ほか：ポーセレンクラウンブリッジ　上・下. 医歯薬出版, 1974.
14) 桑田正博：金属焼付ポーセレンの理論と実際. 医歯薬出版, 1977.
15) 今井敏夫：アルミナスポーセレンクラウン製作の手びき. 医歯薬出版, 1971.
16) 潤田和好：フルベイクポーセレンジャケットクラウン　ポーセレンワークの基本テクニック. 永末書店, 1968.
17) 宮崎吉夫ほか：口腔病理学. 永末書店, 1963.
18) 保母須弥也訳：キャストゴールドプレパレーション. 医歯薬出版, 1976.
19) 岩沢忠正ほか：歯科技術ハンドブック. 文京書院, 1974.
20) 井田一夫ほか：歯科技工学要論. 大阪歯科学院専門学校, 1974.
21) 樋口忠彦：歯冠修復技工学実習帳. 行岡医学技術専門学校, 1977.
22) 歯科理工学会編：歯科理工学. 医歯薬出版, 1973.
23) 亀井輝弥：デンタルテクニクス　ブリッジの製作法. 書林, 1976.
24) 安藤申直ほか：メタルコア―製作上の要点と問題点について. 歯科技工, 6（2）：1978.
25) 関根　弘ほか訳：クロールパーシャルデンチャーデザイン. 医歯薬出版, 1976.
26) 小森冨夫：歯科技工講座1　架工歯とその技工　陶歯応用法. 医歯薬出版, 1968
27) 太田是男：歯科技工講座3　暫間補綴物の製作法　特殊レジン冠とアルミキャップ. 医歯薬出版, 1969.
28) 関根　弘：目でみるグラビアシリーズ5　陶歯前装のクラウンとブリッジ. 永末書店, 1967.
29) L. A. Weinberg：Atlas of crown and bridge prosthodontics. The C. V. Mosby Co., St. Louis, 1965.
30) R. W. Bassett ほか：An atlas of cast gold procedures. Uni-Tro College Press, California, 1964.
31) F. V. Celenza：機能的咬合形成法. クインテッセンス出版, 1975.
32) 渡辺嘉一：ノンプレシャスの現在. クインテッセンス別冊/メタルセラミックを考える. クインテッセンス出版, 1983, 31～37.
33) 新谷明喜：陶材焼付用合金の臨床材料学, 特にノンプレシャスアロイをめぐって. クインテッセンス, 2（6）：1984.
34) 野村順雄：歯科技工士のための図解歯科英語. 医歯薬出版. 1984.
35) 医歯薬出版編：歯科技工講座5. 医歯薬出版, 1970.
36) 保母須弥也：咬合学辞典. 書林, 1978.
37) 全国歯科技工士教育協議会編：歯科技工士教本　歯冠修復技工学　歯冠修復編. 医歯薬出版, 1989.
38) 全国歯科技工士教育協議会編：歯科技工士教本　歯冠修復技工学　架工義歯編. 医歯薬出版, 1990.
39) 全国歯科技工士教育協議会編：新歯科技工士教本　歯冠修復技工学. 医歯薬出版, 2007.
40) 全国歯科技工士教育協議会編：最新歯科技工士教本　歯冠修復技工学. 医歯薬出版, 東京, 2017.

歯冠修復技工
歯科技工学実習トレーニング　　　　　　　　　　　　ISBN 978-4-263-43343-0

2011年4月1日　第1版第1刷発行
2024年1月20日　第1版第6刷発行

編　者　関西北陸地区歯科
　　　　技工士学校連絡協議会
発行者　白　石　泰　夫
発行所　医歯薬出版株式会社
〒113-8612　東京都文京区本駒込1-7-10
TEL.（03）5395－7638（編集）・7630（販売）
FAX.（03）5395－7639（編集）・7633（販売）
https://www.ishiyaku.co.jp/
郵便振替番号 00190-5-13816

乱丁，落丁の際はお取り替えいたします．　　　　　印刷・永和印刷／製本・皆川製本所
© Ishiyaku Publishers, Inc., 2011. Printed in Japan

本書の複製権・翻訳権・翻案権・上映権・譲渡権・貸与権・公衆送信権（送信可能化権を含む）・口述権は，医歯薬出版（株）が保有します．
本書を無断で複製する行為（コピー，スキャン，デジタルデータ化など）は，「私的使用のための複製」などの著作権法上の限られた例外を除き禁じられています．また私的使用に該当する場合であっても，請負業者等の第三者に依頼し上記の行為を行うことは違法となります．

[JCOPY] ＜出版者著作権管理機構　委託出版物＞

本書をコピーやスキャン等により複製される場合は，そのつど事前に出版者著作権管理機構（電話03-5244-5088，FAX 03-5244-5089，e-mail:info@jcopy.or.jp）の許諾を得てください．